中国医学临床百家

赵铁耘 /著

糖尿病低血糖

赵铁耘 2017 观点

U0351782

科学技术文献出版社
SCIENTIFIC AND TECHNICAL DOCUMENTATION PRESS

·北京·

图书在版编目（CIP）数据

糖尿病低血糖赵铁耘2017观点 / 赵铁耘著. —北京：科学技术文献出版社，2017.6（2017.12重印）

ISBN 978-7-5189-2704-3

Ⅰ.①糖… Ⅱ.①赵… Ⅲ.①糖尿病—防治 ②低血糖病—防治 Ⅳ.① R587.1 ② R587.3

中国版本图书馆 CIP 数据核字（2017）第 110670 号

糖尿病低血糖赵铁耘2017观点

策划编辑：蔡 霞 责任编辑：巨娟梅 蔡 霞 责任校对：张吲哚 责任出版：张志平

出 版 者	科学技术文献出版社	
地 址	北京市复兴路15号 邮编 100038	
编 务 部	(010) 58882938，58882087（传真）	
发 行 部	(010) 58882868，58882874（传真）	
邮 购 部	(010) 58882873	
官 方 网 址	www.stdp.com.cn	
发 行 者	科学技术文献出版社发行 全国各地新华书店经销	
印 刷 者	虎彩印艺股份有限公司	
版 次	2017 年 6 月第 1 版 2017 年 12 月第 2 次印刷	
开 本	710×1000 1/16	
字 数	53千	
印 张	6.25	
书 号	ISBN 978-7-5189-2704-3	
定 价	68.00元	

中国医学临床百家 总序

Foreword

韩启德

　　欧洲文艺复兴后，以维萨利发表《人体构造》为标志，现代医学不断发展，特别是从19世纪末开始，随着科学技术成果大量应用于医学，现代医学发展日新月异，发生了根本性的变化。

　　在过去的一个世纪里，我国现代化进程加快，现代医学也急起直追。但由于启程晚，经济社会发展落后，在相当长的时期里，我国的现代医学远远落后于发达国家。记得20世纪50年代，我虽然生活在上海这个最发达的城市里，但是母亲做子宫切除术还要到全市最高级的医院才能完成；我患猩红热继发严重风湿性心包炎，只在最严重昏迷时用过一点青霉素。20世纪60—70年代，我从上海第一医学院毕业后到陕西农村基层工作，在很多时候还只能靠"一根针，一把草"治病。但是改革开放仅仅30多年，我国现代医学的发展水平已经接近发达国家。可以说，世界上所有先进的诊疗方法，中国的医生都能做，有的还做得更好。更为可喜的是，近年来我国医学界开始取得越来越多的原创性成果，在某些点上已经处于世界领先地位。中国医生已经不再盲从发达国家的疾病诊疗指南，而能根据我们自己的经验和发现，根据我国自己的实际情况制定临床标准和规范。我们越来越有自己的东西了。

要把我们"自己的东西"扩展开来，要获得越来越多"自己的东西"，就必须加强学术交流。我们一直非常重视与国外的学术交流，第一时间掌握国外学术动向，越来越多地参与国际学术会议，有了"自己的东西"也总是要在国外著名刊物去发表。但与此同时，我们更需要重视国内的学术交流，第一时间把自己的创新成果和可贵的经验传播给国内同行，不仅为加强学术互动，促进学术发展，更为学术成果的推广和应用，推动我国医学事业发展。

我国医学发展很不平衡，经济发达地区与落后地区之间差别巨大，先进医疗技术往往只有在大城市、大医院才能开展。在这种情况下，更需要采取有效方式，把现代医学的最新进展以及我国自己的研究成果和先进经验广泛传播开去。

基于以上考虑，科学技术文献出版社精心策划出版《中国医学临床百家》丛书。每本书涵盖一种或一类疾病，由该疾病领域领军专家撰写，重点介绍学术发展历史和最新研究进展，并提供具体临床实践指导。临床疾病上千种，丛书拟以每年百种以上规模持续出版，高时效性地整体展示我国临床研究和实践的最高水平，不能不说是一个重大和艰难的任务。

我浏览了丛书中已经完稿的几本书，感觉都写得很好，既全面阐述有关疾病的基本知识及其来龙去脉，又介绍疾病的最新进展，包括笔者本人及其团队的创新性观点和临床经验，学风严谨，内容深入浅出。相信每一本都保持这样质量的书定会受到医学界的欢迎，成为我国又一项成功的优秀出版工程。

《中国医学临床百家》丛书出版工程的启动，是我国现代医学百年进步的标志，也必将对我国临床医学发展起到积极的推动作用。衷心希望《中国医学临床百家》丛书的出版取得圆满成功！

　　是为序。

推荐序
Foreword

李秀钧

　　低血糖是糖尿病血糖良好控制的拦路虎。糖尿病良好的血糖控制有赖于饮食、运动和药物三者的平衡，而欲达此目的并非易事。因为糖尿病降糖治疗中低血糖事件是经常发生的，胰岛素或胰岛素促泌剂治疗者犹然。糖尿病轻症或老年患者的（非感知性）低血糖常难以发现，因而文献报道的低血糖发生率多被低估。低血糖致种种不良后果，如令人产生畏惧心理、丧失自信心、减低治疗依从性；增加血糖波动性或脆性，而难以控制；防卫性进食而增加体重；发生跌倒、骨折、车祸以及心脑血管突发事件；严重低血糖事件与死亡相关（ACCORD/ADVANCE 报告）；与认知功能减低或痴呆相伴等。因此国内外糖尿病及相关权威指南均推荐降糖药以无或少低血糖风险者为优选。

　　四川大学华西医院赵铁耘教授在总结数十年临床经验的

基础上查阅了大量国内外文献，撰就专著《糖尿病低血糖赵铁耘2017观点》，对低血糖的流行病学、发生机制、严重危害性及处理等方方面面的问题进行深入系统地分析、讨论。该书理论联系实际，基础结合临床，历史沿革加最新进展，内容丰富而新颖，更于每小节段之后均附以参考文献以备引证查实，同时该书加入了经作者治疗的人胰岛素治疗诱导IAA抗体形成而致低血糖症案例的成功处理经验。相信其出版必将成为一本临床医生认识和处理糖尿病低血糖症有用的案头参考书。

作为科学技术文献出版社推出的"中国医学临床百家"丛书，在该书付梓之际，本人倍感欣庆，并乐为之序。

四川大学华西医院

李秀钧

作者简介
Author introduction

赵铁耘，四川大学华西医院内分泌代谢科一级专家、主任医师、硕士研究生导师。现任四川省中西医结合内分泌专业委员会副主任委员、成都市医学会内分泌及糖尿病专业委员会副主任委员、美国内分泌学会会员、《华西医学》常务编委和国内多种杂志的审稿专家、四川省及成都市医疗事故鉴定专家库专家。

1987年毕业于四川大学华西临床医学院，师从于我国著名内分泌研究领域前辈李秀钧教授，主攻内分泌代谢性疾病方向，对糖尿病发病机制及防治对策的基础和临床研究特别关注，研究成果多次在国内外内分泌和糖尿病会议上进行交流，并获得2016年四川省科技进步二等奖。

从医近30年，积累了丰富的内分泌代谢疑难病的临床诊治经验并将诊治成功的疑难病案发表于国内外多个相关杂志；参编内分泌专著7本、大学本科及研究生教材2本，以第一作者及通讯作者在国内外杂志发表论著及综述60余篇。

前言

Preface

高血糖要钱，低血糖要命。

糖尿病是一种由体内胰岛素相对或绝对不足，或靶器官对胰岛素敏感性降低，或胰岛素本身存在结构上的缺陷，而引起的糖类、脂肪和蛋白质代谢紊乱的慢性疾病，高血糖是其主要特点。糖尿病长期存在的高血糖导致机体各种组织慢性损伤，引起糖尿病患者微血管并发症（如糖尿病肾病、眼病和周围神经病变）和大血管粥样硬化性心血管并发症（如心肌梗死、脑血管病变和外周血管病变）。随着经济发展的加速、生活方式的改变，糖尿病发病率在全球急剧飙升，糖尿病及其并发症给患者及各个国家带来了巨大的经济负担。大量临床证据表明，控制血糖有利于减少糖尿病微血管并发症的发生、发展并部分减少大血管并发症的发生、发展，可减少糖尿病患者的致残率及病死率。

然而，随着积极降糖治疗而来的医源性低血糖的危害，已成为糖尿病血糖管理的一大障碍。过去几十年，糖尿病低血糖的处理及护理一直困扰着临床内分泌科的医生和护理人员，低血糖是糖尿病血糖控制达标的羁绊，大多数内分泌科医生在每天的临床实践中都在权衡血糖达标和低血糖风险的利弊。有人把控制糖尿病低血糖发生很形象地比喻为糖尿病的"熔断机制"（Circuit Breaker，也叫自动停盘机制，是指当股指波幅达到规定的熔断点时，交易所为控制股市崩盘的风险而采取的暂停交易措施），把轻度低血糖视为熔断预警，严重低血糖视为彻底熔断，如果不采取积极措施，最终患者也将经历种种生理机能的崩溃而走向死亡。然而，扬汤止沸不如釜底抽薪，预防低血糖比低血糖发生后的救急处置更重要。尽管我们现在对低血糖的原因和结局有了深入的理解，但是糖尿病患者低血糖的预防仍面临严重挑战。

本书从低血糖的定义、识别、发病率、病理生理、原因、危害及权威指南对低血糖管理的推荐等方面入手，简要介绍糖尿病低血糖的最新知识及相关进展，也有本人关于由罕见原因引起的糖尿病低血糖的病案分析报告。

撰写本书的目的在于帮助内分泌科医生更好地全面认识糖尿病低血糖这一并发症，预防低血糖的发生，改善糖尿病患者的临床结局。由于时间仓促，书中难免有误，希望读者批评指正。

低血糖预防任重而道远！

赵铁耘

目 录
Contents

糖尿病低血糖的定义

低血糖是由多种原因引起的血糖浓度过低的状态，血糖降低并出现相应症状及体征时称为低血糖症。低血糖会给糖尿病患者带来伤害，甚至导致死亡。

美国糖尿病学会（American Diabetes Association，ADA）和美国内分泌学会（Endocrine Society，ES）对低血糖的定义是，糖尿病患者血糖浓度 ≤ 3.9mmol/L（70mg/dl）即可诊断为低血糖。

根据 ADA 和 ES 的报告，血糖 ≤ 3.9mmol/L 并不是定义低血糖的临界值而是低血糖的预警值，事实上定义低血糖为有症状时血糖的单一临界值是不可能的，这是由于患者已有低血糖症状而再次发生低血糖症状时临界值可能会较低，血糖控制很差的糖尿病患者和不常发生低血糖者发生低血糖症状时临界值都会较高，因此血糖 ≤ 3.9mmol/L 仅仅是一个预警值，它提醒患者和治疗者注意此时可能造成的身体损害与低血糖有关。此数值是正常吸收葡萄糖浓度后的低限，此时非糖尿病个体葡萄糖反调系统被激活，此值也是葡萄糖反调系统对随后的低血糖反应时血糖浓度的高限。

根据低血糖症状严重程度分为如下5级：①严重低血糖：血糖浓度＜2.8mmol/L，有时监测不出，患者可能出现意识丧失，需要他人协助治疗，当血糖浓度纠正至正常时，意识丧失等神经症状可完全恢复。②症状性低血糖：血糖浓度≤3.9mmol/L，有典型的低血糖症状。③无症状性低血糖：血糖浓度≤3.9mmol/L，无典型低血糖症状。④可能的症状性低血糖：有典型的低血糖症状，但无血糖浓度的具体数据，推测症状可能是由血糖浓度≤3.9mmol/L所致。⑤假性低血糖：糖尿病患者有典型的低血糖症状，血糖浓度＞3.9mmol/L，但接近3.9mmol/L。

2016年11月美国糖尿病学会（ADA）和欧洲糖尿病研究学会（European Association for the Study of Diabetes，EASD）联合发布了关于低血糖研究和处理的联合声明，旨在为不同程度的低血糖创建不同的定义，该指南共包含3级水平的低血糖，帮助临床医生判断什么样的血糖值需要引起重视，并且应及时上报。第一级低血糖定义为任意时间点血糖水平≤3.9mmol/L，这一级低血糖在不同研究中的意义存在差异，因此临床试验期间需不需要常规上报主要取决于研究者。第二级低血糖定义为任意时间点血糖水平＜3.0mmol/L（54mg/dl），目前也被认为是有临床意义的低血糖，在所有临床试验期间皆应及时上报。第三级低血糖定义为任意时间点血糖水平＜2.8mmol/L（50mg/dl），提示严重低血糖，患者可能出现严重的认知功能损害，需要外部协助纠正低血糖。新的低血糖标准具有重要的临床意义，ADA 和 EASD 希望通过这个新的标准，使不同胰岛素、药物、技术和教育干预的比较能再简化和标准化，最终改善全球糖尿病诊疗现状。

参考文献

1. Cryer PE. Preventing hypoglycaemia：what is the appropriate glucose alert value? Diabetologia，2009，52（1）：35-37.

2. Workgroup on Hypoglycemia，American Diabetes Association. Defining and reporting hypoglycemia in diabetes：a report from the American Diabetes Association Workgroup on Hypoglycemia. Diabetes Care，2005，28（5）：1245-1249.

3. Seaquist ER，Anderson J，Childs B，et al. Hypoglycemia and diabetes：a report of a workgroup of the American Diabetes Association and the Endocrine Society. Diabetes Care，2013，36（5）：1384-1395.

4. International Hypoglycaemia Study Group. Glucose concentrations of less than 3.0 mmol/l（54 mg/dl）should be reported in clinical trials：a joint position statement of the American Diabetes Association and the Europian Association for the Study of Diabetes. Diabetologia，2017，60（1）：3-6.

低血糖是糖尿病管理中的绊脚石

随着经济发展和工业化进程的加速、生活方式的改变和老龄化进程的加速，我国糖尿病发病率已从 1980 年的 0.67% 快速升至 2010 年的 11.6%，成为继心脑血管疾病、肿瘤之后，另一个严重危害人们健康的非传染慢性疾病。

因为糖尿病患者长期受到血糖升高和伴发高血压、血脂异常等多种因素影响，更容易发生微血管并发症（如视网膜病变、肾病和神经病变）及大血管并发症（如心肌梗死、脑血管事件和周围血管病变）。

目前已有证据（Diabetes Control and Complications Trail，DCCT；Epidemiology of Diabetes Interventions and Complications，EDIC and United Kingdom Prospective Diabetes Study，UKPDS）表明，高血糖是糖尿病微血管并发症的重要因素，早期控制血糖使其接近正常范围可以有效防止或延缓微血管并发症的发生和发展，尤其将初诊 2 型糖尿病早期的患者长期血糖控制在正常水平，不但能明显减少微血管并发症，还能降低大血管并发症。但是，在对糖尿病病程较长且合并心血管疾病（或有心血管疾病风险）的中、老年人群的临床研究中，包括 ADVANCE（关于强化降糖与微血管和大血管并发症关系的研究）/ACCORD（美国控制糖尿病心血管风险行动），都没有显示严格血糖控制的主要心血管获益。只有在 ACCORD 研究的次要终点中看到非致命性心肌梗死降低了 24%。但由于强化降糖治疗组患者死亡风险显著增加（心血管病死率显著增加了 35%，全因死亡率增加了 22%），研究进行了 3.7 年后提前被终止。其他降糖试验的荟萃分析结果显示，强化血糖控制可以减少心肌梗死的风险。例如，2009 年一项对 ACCORD、ADVANCE、VADT（美国退伍军人糖尿病研究）和 UKPDS 的荟萃分析显示，强化降糖使心血管事件降低了 9%。在这项分析中，心肌梗死风险降低了 15%，但脑卒中和心血管事件导致的死亡没有受到影响。2015 年 6 月 4 日，《新英格兰医学杂志》发表了 VADT 中 1791 例受试者的扩展随访数据。研究发现，VADT 研究结束后第 3 年，强化降糖治疗组与标准降糖治疗组间糖化血红蛋白水平差异从 1.5% 降至 0.2% ～ 0.3%。经历平均为期 9.8 年的随访后，与标准降糖治疗组相比，强化降糖治疗组主要心血管事件发生风险显著下降 17%（$HR=0.83$；95% CI：$0.70 \sim 0.99$），但是两组间心血管病死率和全因死亡率差异无统计学意义。这项研究提示，经历将近 10 年随访后，VADT 研究期间曾接受强化降糖治疗患者的主要心血管事件发生率显著下降，但总体生存率却无明显改善。VADT 的长期随访结果进一步支持了更严格的血糖控制可以改善大血管心脏事件，虽然这种获益的程度非常有限，且需要花费很长的时间。同时，其他多项观察性研究的扩展研究还发现了另外一个相似的结果，也就是强化降糖治疗不能降低患者的病死率。而且，这些研究结果也与多项Meta 分析研究结果相一致。

近数十年来，这些研究似乎在传递一条共同的信息——改善血糖控制有助于降低大血管并发症。然而降糖治疗不可避免地带来了医源性低血糖的发生，它是糖尿病患者接受药物治疗（如磺脲类、格列奈类、胰岛素）时的一种常见并发症。低血糖的发生不仅影响糖尿病患者的日常生活，还可导致患者诱发心血管疾病和中枢神经系统疾病，甚至使其受到致命的危害。Cryer 提出，一次严重的医源性低血糖或由此诱发的心血管事件可能会抵消一生维持血糖在正常范围所带来的益处。当前指南建议，应依据患者的并发症和低血糖风险，不断制定个体化的血糖控制目标指导临床诊疗。因此，全面了解糖尿病患者在治疗过程中低血糖的发生率以及由此带来的危害，建立更加安全有效的治疗方案显得尤为重要。

参考文献

1.Duckworth W, Abraira C, Moritz T, et al. Glucose control and vascular complications in veterans with type 2 diabetes. N Engl J Med, 2009, 360 (2)：129-139.

2.Action to Control Cardiovascular Risk in Diabetes Study Group，Gerstein HC，Miller ME，et al. Effects of intensive glucose lowering in type 2 diabetes.N Engl J Med，2008，358（24）：2545-2559.

3. ADVANCE Collaborative Group，Patel A，MacMahon S，et al. Intensive blood glucose control and vascular outcomes in patients with type 2 diabetes. N Engl J Med，2008，358（24）：2560-2572.

4. Cryer PE. Hypoglycaemia：the limiting factor in the glycaemic management of Type I and Type II diabetes. Diabetologia，2002，45（7）：937-948.

5. UK Hypoglycaemia Study Group. Risk of hypoglycaemia in types 1 and 2 diabetes：effects of treatment modalities and their duration. Diabetologia，2007，50（6）：1140-1147.

6. Yun JS，Ko SH，Ko SH，et al. Cardiovascular Disease Predicts Severe Hypoglycemia in Patients with Type 2 Diabetes. Diabetes Metab J，2015，39（6）：498-506.

7. Pathak RD，Schroeder EB，Seaquist ER，et al. Severe Hypoglycemia Requiring Medical Intervention in a Large Cohort of Adults With Diabetes Receiving Care in U.S. Integrated Health Care Delivery Systems：2005—2011. Diabetes Care，2016，39（3）：363-370.

8. Yakubovich N，Gerstein HC. Serious cardiovascular outcomes in diabetes：the role of hypoglycemia. Circulation，2011，123（3）：342-348.

9. Cryer PE，Davis SN，Shamoon H. Hypoglycemia in diabetes. Diabetes Care，2003，26（6）：1902-1912.

10. Hayward RA，Reaven PD，Wiitala WL，et al. Follow-up of glycemic control and cardiovascular outcomes in type 2 diabetes. N Engl J Med，2015，372（23）：2197-2206.

糖尿病低血糖的发生率可能被低估

为了预防长期糖尿病并发症的发生，有效控制血糖，一项随机对照的 Meta 分析显示：2 型糖尿病患者严格控制血糖能减少 17% 的非致死性心肌梗死和 15% 的冠心病事件。

糖尿病降糖治疗是一把双刃剑：一方面为了降低糖尿病患者远期微血管和大血管并发症，强调严格控制血糖；另一方面降低血糖不可避免带来医源性低血糖的发生（特别是促泌剂和胰岛素的使用）。临床上，2 型糖尿病患者的低血糖发生率较 1 型糖尿病患者低，严重低血糖事件在 2 型糖尿病早期并不常见，但随着糖尿病患者病情的发展，低血糖的发生和血糖控制的关系逐渐密切，在胰岛素治疗开始后的最初几年，低血糖风险相对较低，到糖尿病病程后期，低血糖风险可大大增高，强化治疗增加低血糖发生更是难以避免。

英国低血糖研究组资料显示（前瞻性多中心研究）：大多数 1 型糖尿病患者每周平均发作 2 次症状性低血糖，一生中可发作若干次低血糖。使用胰岛素治疗＞ 15 年的患者严重低血糖事件发生率是 320 次 /100（人·年），为胰岛素治疗＜ 5 年的患者低血糖事件发生率 [110 次 /100（人·年）] 的 3 倍。可见低血糖事件是大多数 1 型糖尿病患者伴随一生的威胁。2 型糖尿病患者低血糖发生率远不如 1 型糖尿病频繁。英国低血糖研究组资料显示：2 型糖尿病胰岛素治疗＜ 2 年时，严重低血糖事件发生率大约是 7% 和 10 次 /100（人·年）；胰岛素治疗＞ 5 年时，严重低血糖事件发生率是 25% 和 70 次 /100（人·年）。可见，在 2 型糖尿病胰岛素治疗前几年低血糖的发生率很低，到了疾病晚期胰岛素治疗低血糖发生危险接近 1 型糖尿病。韩国的一项前瞻性队列研究显示：2 型糖尿病严重低血糖发生率是 1.33/100（人·年），随着年龄增加，严重的低血糖发生率更高；年龄为＜ 40 岁、40 ～ 50 岁、51 ～ 60 岁、61 ～ 70 岁、＞ 70 岁时，严重低血糖发生率分别是 5.8%、4.4%、6.8%、15.0%、38.2%。

然而，持续血糖监测的研究显示，许多 1 型糖尿病患者和 2 型糖尿病患者的低血糖发生是未被发现的，特别是夜间无症状低血糖。有研究发现，在连续血糖监控的糖尿病患者中，发生≥ 1 次未被识别的低血糖的患者的比例为 55.7%，可见无感知性低血糖漏报率高达 50% 以上。同样，过去的大多数低血糖发生率资料均来自一些特定药物的有效性和安全性的临床研究，由于低血糖不是研究的主要终点，且临床研究通常将有低血糖高危的患者排除（如肾功不全等），因此，其得到的低血糖发生率的结果是有局限的，难以精确评估低血糖的发生率。

为了纠正实际临床中 2 型糖尿病患者低血糖的发生率可能被低估的不足，英国的一项研究汇总了 46 个低血糖发生率的研究（包括前瞻性、回顾性、交叉 / 横断面回顾性研究）共收集了 532 542 例 2 型糖尿病患者进行荟萃分析，结果显示：2 型糖尿病轻 / 中度低血糖发生率是 45% 和 19 次 /（人·年）；严重低血糖发生率是 6% 和 0.80 次 /（人·年）。在使用胰岛素的患者中，轻 / 中度低血糖发生率是 50% 和 23 次 /（人·年）；严重低血糖发生率是 21% 和 1 次 /（人·年）。在使用磺脲类处方降糖药物的患者中，轻 / 中度低血糖发生率是 30% 和 2 次 /（人·年）；严重低血糖发生率是 5% 和 0.01 次 /（人·年）。使用非磺脲类处方降糖药物的患者中，严重低血糖的发生率是 5%。对于 1 型糖尿病，目前尚未见此类实际临床中低血糖发生率的研究。

一项美国的大型观察性队列研究显示，最新纳入的 917 440 例糖尿病患者中约 95% 为 2 型糖尿病患者，严重低血糖发生率为 1.4 次 /100（人·年）～ 1.6 次 /100（人·年）。由于低血糖的发生有轻有重，发生时间有白天或夜间，可有症状或无症状，导致研究者对低血糖的报道有很大偏差，所以精确估计低血糖事件的发生率相当困难，低血糖发生率可能会被低估。

参考文献

1.Akram K, Pedersen-Bjergaard U, Carstensen B, et al. Frequency and risk factors of severe hypoglycaemia in insulin-treated Type 2 diabetes: a cross-sectional survey. Diabet Med, 2006, 23 (7): 750-756.

2. Edridge CL, Dunkley AJ, Bodicoat DH, et al. Prevalence and Incidence of Hypoglycaemia in 532, 542 People with Type 2 Diabetes on Oral Therapies and Insulin: A Systematic Review and Meta-Analysis of Population Based Studies. PLoS One, 2015, 10 (6): e0126427.

3. Rhee SY, Hong SM, Chon S, et al. Hypoglycemia and Medical Expenses in Patients with Type 2 Diabetes Mellitus: An Analysis Based on the Korea National Diabetes Program Cohort. PLoS One, 2016, 11 (2): e0148630.

4. Schwarz PE. Report from the Congress of the American Diabetes Association (ADA): Orlando 2005 - 65th Annual Scientific Sessions in San Diego, CA, USA, June 10th-14th 2005. Exp Clin Endocrinol Diabetes, 2005, 113 (8): 475-479.

5. Vikas Pv, Chandrakumar A, Dilip C, et al. Incidence and risk factors of hypoglycemia among Type 2 diabetic patients in a South Indian hospital. Diabetes Metab Syndr, 2016, 10 (2 S 1): S22-25.

6. Zammitt NN, Frier BM.Hypoglycemia in type 2 diabetes: pathophysiology, frequency, and effects of different treatment modalities. Diabetes Care, 2005, 28 (12): 2948-2961.

7. Bloomfield HE, Greer N, Newman D, et al. Predictors and Consequences of Severe Hypoglycemia in Adults with Diabetes - A Systematic Review of the Evidence.

Department of Veterans Affairs, 2012, 84: 1-2.

8. Holstein A, Plaschke A, Egberts EH. Incidence and costs of severe hypoglycemia. Diabetes Care, 2002, 25 (11): 2109-2110.

9. Inkster B, Zammitt NN, Frier BM. Drug-induced hypoglycaemia in type 2 diabetes. Expert Opin Drug Saf, 2012, 11 (4): 597-614.

10. Inzucchi SE, Bergenstal RM, Buse JB, et al. Management of hyperglycemia in type 2 diabetes: a patient-centered approach: position statement of the American Diabetes Association (ADA) and the European Association for the Study of Diabetes (EASD) . Diabetologia, 2012, 55 (6): 1577-1596.

11. Leese GP, Wang J, Broomhall J, et al. Frequency of severe hypoglycemia requiring emergency treatment in type 1 and type 2 diabetes: a population-based study of health service resource use. Diabetes Care, 2003, 26 (4): 1176-1180.

12. Elliott L, Fidler C, Ditchfield A, et al. Hypoglycemia Event Rates: A Comparison Between Real-World Data and Randomized Controlled Trial Populations in Insulin-Treated Diabetes. Diabetes Ther, 2016, 7 (1): 45-60.

13. Murata GH, Duckworth WC, Shah JH, et al. Hypoglycemia in stable, insulin-treated veterans with type 2 diabetes: a prospective study of 1662 episodes. J Diabetes Complications, 2005, 19 (1): 10-17.

14. Phung OJ, Scholle JM, Talwar M, et al. Effect of noninsulin antidiabetic drugs added to metformin therapy on glycemic control, weight gain, and hypoglycemia in type 2 diabetes. JAMA, 2010, 303 (14): 1410-1418.

15. Ray KK, Seshasai SR, Wijesuriya S, et al. Effect of intensive control of

glucose on cardiovascular outcomes and death in patients with diabetes mellitus：a meta-analysis of randomised controlled trials. Lancet，2009，373（9677）：1765-1772.

16. UK Hypoglycaemia Study Group. Risk of hypoglycaemia in types 1 and 2 diabetes：effects of treatment modalities and their duration. Diabetologia, 2007, 50（6）：1140-1147.

17. Willis WD，Diago-Cabezudo JI，Madec-Hily A，et al. Medical resource use, disturbance of daily life and burden of hypoglycemia in insulin-treated patients with diabetes：results from a European online survey. Expert Rev Pharmacoecon Outcomes Res，2013，13（1）：123-130.

18. Pathak RD，Schroeder EB，Seaquist ER，et al. Severe Hypoglycemia Requiring Medical Intervention in a Large Cohort of Adults With Diabetes Receiving Care in U.S. Integrated Health Care Delivery Systems：2005—2011. Diabetes Care，2016，39（3）：363-370.

正常人血糖反向调节的生理机制

1. 低血糖时间过长，严重时可致脑死亡

葡萄糖是大脑唯一的供氧燃料。成人大脑重量占体重的
2%，但它占有全身葡萄糖利用的 50%，因此，人体需要持续向
大脑提供葡萄糖。正常情况下，神经细胞氧化葡萄糖和乳酸供
能，而乳酸来自大脑中的葡萄糖（大部分大脑中的葡萄糖来自外
周血循环，少部分来自大脑星形胶质细胞中的糖原分解）。在罕
见情况下（如个体处于长期饥饿的状态下），血中酮体水平明显
升高并进入大脑，此时大脑可利用酮体而不是葡萄糖供能。

大脑不能合成葡萄糖，如果大脑中糖原和乳酸是唯一供能物
质时，它们只能提供大脑 20 分钟的氧化代谢。在轻 - 中度低血
糖时，外周血糖供能占 90%，大脑糖原供能占 10%，且只能提供
大脑 200 分钟的氧化代谢。

动脉葡萄糖浓度直接促进血液中葡萄糖向大脑转运 [被葡萄
糖转运子 -1（Glut-1）介导]，所以，维持血中葡萄糖浓度在正

常范围或之上是非常必要的，如果低血糖时间过长，严重时会导致脑死亡的发生。

2. 低血糖时全身生理和病理生理反应

研究表明，正常人体对血糖降低有特殊的生理反应。最早的生理反应是胰岛素分泌的减少（正常血糖浓度范围为 4.4 ～ 4.7mmol/L），此时血糖水平是在生理范围内。当血糖水平开始降至 4.4mmol/L（80mg/dl）以下时，内源性胰岛素分泌被抑制，这被称为对抗低血糖的第一防御机制。当血糖水平降至 3.9mmol/L（70mg/dl）以下时，葡萄糖反调激素胰高血糖素开始分泌，从而升高血糖；当人体胰高血糖素缺乏时，肾上腺素立即分泌，升高血糖；随后皮质激素和生长激素逐渐开始分泌，使血糖升高，这些反调激素均有拮抗胰岛素的作用，被称为对抗低血糖的第二防御机制（1 型糖尿病患者疾病第一、第二防御机制减弱，2 型糖尿病患者疾病早期第一、第二防御机制是正常的）。

当血糖水平降至 3.3mmol/L（60mg/dl）以下时，激活自主神经系统，产生自主神经症状，如出汗、震颤、心悸、饥饿和焦虑，促使个体摄食行为反应。当血糖水平降至 2.8mmol/L（50mg/dl）以下时，出现认知功能障碍，如集中注意力困难、困倦和不协调。当血糖水平低于 2.2mmol/L（40mg/dl）（常定义为严重低血糖）时，行为和判断力受损。当血糖水平进一步下降时，可引发癫痫。当血糖水平低于 0.55mmol/L（10mg/dl）时，大多数神经元无电反应和无功能，导致昏迷甚至死亡（图 1）。

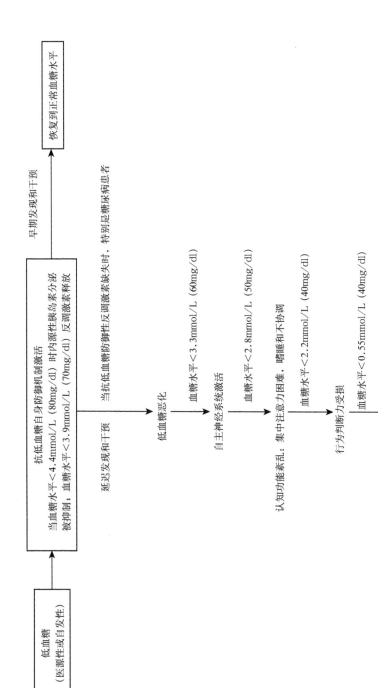

图 1 低血糖时的全身生理和病理生理反应

3. 低血糖症状的分类

低血糖症状可分为神经低血糖症状（大脑葡萄糖剥夺的直接结果）和神经性症状（低血糖引起交感肾上腺介导的中枢神经系统的生理变化）。

神经低血糖症状包括认知功能受损、行为改变和精神活动异常，甚至出现抽搐（症状性癫痫）和昏迷，如果低血糖时间延长或程度加重可出现脑死亡。

神经性症状包括肾上腺能和胆碱能症状。肾上腺能症状包括心悸、震颤和焦虑，主要由交感神经节后神经元释放去甲肾上腺素所致，部分可能由肾上腺髓质释放的循环肾上腺素所致。胆碱能症状包括出汗、饥饿和感觉异常，主要由交感神经节后神经元释放的乙酰胆碱介导所致。低血糖最常见的体征是苍白和出汗，前者由肾上腺素致血管收缩引起，后者由胆碱能刺激汗腺所致，其次体征有心率加快、血压升高（通常不是太高）。

4. 胰岛素是调节葡萄糖产生和利用的原发因素

生理状态下，虽然多种激素、神经和物质因素都涉及全身血糖的平衡，然而胰岛素是调节葡萄糖产生和利用的原发因素。

当血糖浓度升高时（进餐时），胰岛素分泌增加，抑制肝和肾的葡萄糖生成，刺激肌肉和脂肪的葡萄糖利用。当血糖浓度降低时（两餐之间），胰岛素分泌减少，增加肝葡萄糖和肾葡萄糖的产生，减少肌肉和脂肪的葡萄糖利用。更重要的是，胰岛素作用于大脑可改善记忆和减少食欲，抑制副交感神经系统，从而抑制内源性葡萄糖的产生和调节区域性的葡萄糖代谢，但胰岛素不刺激葡萄糖向大脑的转运。

胰岛素是一个非常重要而关键的激素，它的缺乏可引起糖尿病，而胰岛素过多可引起低血糖。但胰岛素不是唯一调节全身葡萄糖平衡的因素。

5. 不同激素及神经系统在糖调节中的作用和地位不同

（1）胰岛素减少是低血糖防御的第一个生理反应

非脂化脂肪酸和 β_2 肾上腺素能被激活，可刺激胰岛素分泌；低血糖和 α_2 肾上腺素能被激活，可抑制胰岛素分泌。胰岛素分泌对葡萄糖在生理范围内的波动非常敏感。胰岛素从胰腺 β 细胞分泌进入肝门静脉，大约 50% 被肝摄取（而与胰岛素一起分泌的 C 肽不被肝清除），胰岛素可迅速抑制肝糖原的分解，逐渐抑制肝和肾糖原的合成及内源性葡萄糖的产生。基础胰岛素水平抑制吸收后状态时的葡萄糖产生，升高的胰岛素水平抑制餐后状态的葡萄糖产生和抑制葡萄糖的利用。当血糖浓度降低和低血糖时，胰岛素分泌减少，引起肝、肾葡萄糖产生和对胰岛素敏感的组织内的葡萄糖利用中止。胰岛素减少是低血糖防御的第一个生理反应。

（2）胰高血糖素升高是低血糖防御的第二个生理反应

低血糖、氨基酸、β_2肾上腺素能被激活（通过肾上腺素和去甲肾上腺素）和乙酰胆碱（副交感神经所释放）可刺激胰腺 α 细胞胰高血糖素的分泌；高血糖、胰岛素、非脂化脂肪酸和生长抑素可抑制胰高血糖素的分泌。胰高血糖素对血糖水平的减少没有胰岛素敏感。当血糖浓度降低至生理范围以下时，胰高血糖素的分泌增加。

另外，中枢神经系统介导的自主神经系统（即交感神经、副交感神经和肾上腺髓质）被激活可增加胰高血糖素的分泌。胰腺 α 细胞分泌胰高血糖素进入肝门静脉，大约 25% 被肝摄取，胰高血糖素可迅速刺激肝糖原分解，在葡萄糖合成前体物质充足时，可刺激肝糖原合成。胰高血糖素升高是低血糖防御的第二个生理反应。

（3）肾上腺素升高是低血糖防御的第三个生理反应

自主神经系统包括交感肾上腺系统（即交感神经系统和肾上腺髓质）和副交感神经系统，它们均参与葡萄糖调节。交感肾上腺系统被激活可升高血糖浓度，副交感神经系统被激活可降低血糖浓度。后神经节交感神经元释放去甲肾上腺素或乙酰胆碱，后神经节副交感神经元释放乙酰胆碱。去甲肾上腺素在肾上腺髓质中被苯乙醇胺 -N- 甲基转移酶催化转变成肾上腺素而进入血循环。

在解剖结构上，肾上腺皮质和肾上腺髓质的关系是非常重要的，因为皮质醇由肾上腺皮质通过两者间的门静脉进入髓质，而催化去甲肾上腺素转变为肾上腺素的酶是由皮质醇介导的，所以在肾上腺皮质醇缺乏时，可引起肾上腺髓质的肾上腺素缺乏。

肾上腺素在血糖调节中作用：①迅速刺激肝糖原分泌与合成，从而增加肝葡萄糖的产生；②抑制胰岛素分泌；③增加胰高血糖分泌；④减少肌肉和脂肪组织对葡萄糖的利用，最终升高血糖浓度。肾上腺素升高是低血糖防御的第三个生理反应。

皮质醇和生长激素促进葡萄糖产生，限制葡萄糖清除。临床研究显示，胰高血糖素和肾上腺素升高血糖的反应在几分钟内发生，为机体防御严重低血糖的应激机制，而皮质醇和生长激素升高血糖的作用可能会延迟数小时才会发生。

综上所述，机体防止或迅速纠正低血糖的机制包括：①降低胰岛素分泌；②增加胰高血糖素分泌；③当胰高血糖素缺乏时，增加肾上腺髓质的肾上腺素释放；④如果以上 3 种生理反应缺失，低血糖水平将触发更强烈的交感肾上腺素反应（交感神经和肾上腺髓质），进一步引起低血糖症状和低血糖意识，从而促发对低血糖的行为防御（糖类的摄入）。总之，胰岛素是机体内唯一的有效防御高血糖的生理激素，而机体防御低血糖则有多种激素、神经系统和行为反应，所以，当胰岛素绝对或相对缺乏时引起糖尿病是非常普遍的，而在未治疗的糖尿病患者中发生低血糖（除降血糖治疗外）则是非常罕见的。

值得一提的是，近年来内分泌科医生认识到了低血糖时肾糖产生的增加具有重要意义。低血糖时肝、肾均为内源性葡萄糖的产生器官。通常以肝为主，肾为次。但在特殊情况下，如肝损伤、肝糖产生减少时，低血糖发生后肾糖产生明显地代偿性增多，即所谓的低糖肝肾互补（hepatorenal reciprocity）作用。一般将肾功能不良低血糖风险增加归罪于肾的廓清率减低和降糖药物积蓄，因此可见肾糖产生障碍的因素亦不可忽视。

参考文献

1.Lubow JM，Piñón IG，Avogaro A，et al. Brain oxygen utilization is unchanged by hypoglycemia in normal humans：lactate, alanine, and leucine uptake are not sufficient to offset energy deficit. Am J Physiol Endocrinol Metab，2006，290（1）：E149-153.

2.Raju B，Cryer PE. Loss of the decrement in intraislet insulin plausibly explains loss of the glucagon response to hypoglycemia in insulin-deficient diabetes：documentation of the intraislet insulin hypothesis in humans. Diabetes，2005，54（3）：757-764.

3.Bergman RN. Orchestration of glucose homeostasis：from a small acorn to the California oak. Diabetes，2007，56（6）：1489-1501.

4.Breckenridge SM，Cooperberg BA，Arbelaez AM，et al.Glucagon, in concert with insulin, supports the postabsorptive plasma glucose concentration in humans. Diabetes，2007，56（10）：2442-2448.

5.Cryer PE. Hypoglycemia, functional brain failure, and brain death. J Clin Invest，2007，117（4）：868-870.

6.Cryer PE. Mechanisms of sympathoadrenal failure and hypoglycemia in diabetes. J Clin Invest, 2006, 116 (6): 1470-1473.

7. Edgerton DS, Lautz M, Scott M, et al. Insulin's direct effects on the liver dominate the control of hepatic glucose production. J Clin Invest, 2006, 116 (2): 521-527.

8.Hyder F, Patel AB, Gjedde A, et al.Neuronal-glial glucose oxidation and glutamatergic-GABAergic function. J Cereb Blood Flow Metab, 2006, 26 (7): 865-877.

9. 李秀钧 . 代谢综合征 . 2 版 . 北京：人民卫生出版社，2007：51-52.

10. Yang SW, Park KH, Zhou YJ. The Impact of Hypoglycemia on the Cardiovascular System：Physiology and Pathophysiology. Angiology, 2016, 67 (9): 802-809.

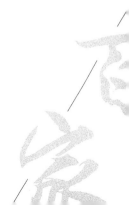

糖尿病患者血糖反向调节的病理生理机制

6. 糖尿病致低血糖防御机制受损

首先，在生理情况下，α 细胞胰高血糖素分泌被 β 细胞分泌的胰岛素调节。血糖降低时，β 细胞分泌胰岛素减少，这可张力性地抑制 α 细胞胰高血糖素分泌减少，使 α 细胞胰高血糖素分泌增加。而 1 型糖尿病患者和 2 型糖尿病患者（特别是晚期），由于 β 细胞功能障碍或 α 细胞的胰岛素抵抗，导致调节作用丧失，所以低血糖时胰岛素分泌不降低，胰高血糖素分泌不增加，低血糖反调作用受损。

其次，1 型糖尿病患者和 2 型糖尿病晚期患者（尤其是老年患者）交感肾上腺素的反应是减弱的，当血糖降低时，减弱的肾上腺素反应可引起无感知的低血糖（unawareness hypoglycemia），即损伤或完全丧失由低血糖促使的行为防御（糖类摄入的预兆）（表 1）。研究显示，无感知低血糖使严重低血糖发生的风险增加 6 倍。

表 1　个体对血糖降低的反应

血糖	个体	血浆		
		胰岛素	胰高血糖素	肾上腺素
下降	正常人	下降	升高	升高
下降	1 型糖尿病	不下降	不升高	升高减弱
	缺乏葡萄糖反调节			
	低血糖无感知			
下降	2 型糖尿病早期	下降	升高	升高
下降	2 型糖尿病晚期	不下降	不升高	升高减弱

另外，在糖尿病患者中存在与低血糖相关的自主神经衰竭，即 1 型糖尿病患者和 2 型糖尿病晚期患者，如果近期发生低血糖，运动后和睡眠时可引起防御性的血糖反向调节明显减弱，使血糖降低时胰岛素分泌不减少，导致胰高血糖素分泌不增加和无感知低血糖，致反复发生低血糖的恶性循环（图 2）。

目前将低血糖相关的自主神经衰竭分为：①与低血糖有关的低血糖相关性自主神经衰竭。由低血糖发生所致，是第一个被认识的原因。②与运动有关的低血糖相关自主神经衰竭。生理状态下，中重度运动时，机体可增加葡萄糖利用 2 ～ 3 倍，体内胰岛素分泌减少，胰高血糖素分泌增加；重度运动过程中，儿茶酚胺增高可调节葡萄糖的产生、增加和匹配，所以个体不会发生低血糖。而糖尿病患者（特别是 1 型糖尿病患者），由于胰岛素不能相应减少，胰高血糖素不增高，交感肾上腺和交感反应减弱，故常在运动后很快发生低血糖。③与睡眠有关的低血糖自主神经衰竭。1 型糖尿病患者在睡眠时，交感肾上腺素能对低血糖的反应进一步降低，因此，低血糖时不能像非糖尿病患者那样被唤醒。由于肾上腺素对低血糖的反应进一步减少（缺乏葡萄糖反向调节是关键），从睡眠中觉醒的减弱，出现低血糖但不能感知，此时低血糖的发生风险很高。

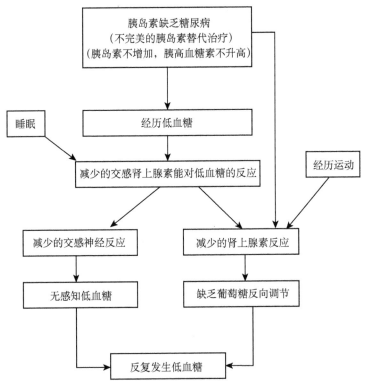

图 2　低血糖性自主神经衰竭（hypoglycemia-associated autonomic failure, HAAF）

7. 相对或绝对胰岛素过量是糖尿病低血糖的重要原因之一

糖尿病治疗包括胰岛素和胰岛素促分泌剂（磺脲类和非磺脲类），1 型糖尿病患者终身使用胰岛素，2 型糖尿病患者在疾病早期或中期常使用胰岛素促分泌剂。

针对 2 型糖尿病患者的治疗，在临床上不升高胰岛素水平的药物有双胍类、α- 糖苷酶抑制、噻唑烷二酮类、SGLT-2 抑制剂，这些药物单独使用一般不发生低血糖，但当它们与胰岛素及胰岛素促分泌剂联合使用时，发生低血糖的风险会升高。

使用胰岛素及胰岛素促泌剂治疗糖尿病时，由于其药代动力学不完美，所以可能发生相对或绝对胰岛素过量，且大多数复杂的处方不能模拟内源性胰岛素的分泌模式，故引发低血糖。

当机体低血糖生理防御机制正常时，低血糖的发生率是相对低的。只有当正常生理和行为防御机制受损后，1 型糖尿病患者和 2 型糖尿病（特别是晚期）患者发生低血糖的情况才明显增加。

因此，糖尿病低血糖发生是治疗性胰岛素相对或绝对过量与损害的低血糖防御机制相互作用的结果。前者是低血糖发生的关键原因，后者是低血糖发生的前提条件。

参考文献

1.Banarer S, Cryer PE. Sleep-related hypoglycemia-associated autonomic failure in type 1 diabetes：reduced awakening from sleep during hypoglycemia. Diabetes, 2003, 52 (5)：1195-1203.

2. DeRosa MA, Cryer PE. Hypoglycemia and the sympathoadrenal system：neurogenic symptoms are largely the result of sympathetic neural, rather than adrenomedullary, activation. Am J Physiol Endocrinol Metab, 2004, 287 (1)：E32-41.

3. Ertl AC, Davis SN. Evidence for a vicious cycle of exercise and hypoglycemia in type 1 diabetes mellitus. Diabetes Metab Res Rev, 2004, 20 (2)：124-130.

4.Geddes J, Schopman JE, Zammitt NN, et al.Prevalence of impaired awareness of hypoglycaemia in adults with Type 1 diabetes. Diabet Med, 2008, 25 (4)：501-504.

5.Gromada J, Franklin I, Wollheim CB. α-Cells of the endocrine pancreas：35 years of research but the enigma remains. Endocr Rev, 2007, 28 (1)：84-116.

6.Olsen HL, Theander S, Bokvist K, et al.Glucose stimulates glucagon release in single rat alpha-cells by mechanisms that mirror the stimulus-secretion coupling in beta-cells. Endocrinology, 2005, 146 (11)：4861-4870.

7. Raju B, Arbelaez AM, Breckenridge SM, et al. Nocturnal hypoglycemia in type 1 diabetes： an assessment of preventive bedtime treatments. J Clin Endocrinol Metab, 2006, 91 (6)：2087-2092.

8. Sandoval DA, Guy DL, Richardson MA, et al. Effects of low and moderate antecedent exercise on counterregulatory responses to subsequent hypoglycemia in type 1

diabetes. Diabetes，2004，53（7）：1798-1806.

9.Schultes B，Jauch-Chara K，Gais S，et al. Defective awakening response to nocturnal hypoglycemia in patients with type 1 diabetes mellitus. PLoS Med，2007，4（2）：e69.

10.Tsalikian E，Mauras N，Beck RW，et al. Impact of exercise on overnight glycemic control in children with type 1 diabetes mellitus. J Pediatr，2005，147（4）：528-534.

11. Zhou H，Zhang T，Harmon JS，et al. Zinc，not insulin，regulates the rat alpha-cell response to hypoglycemia in vivo. Diabetes，2007，56（4）：1107-1112.

12.Cryer PE. Mechanisms of hypoglycemia-associated autonomic failure in diabetes. N Engl J Med，2013，369（4）：362-372.

多种危险因素可致糖尿病低血糖的发生

　　糖尿病患者发生低血糖的原因，除了自身低血糖防御机制的受损和治疗所致的胰岛素相对和绝对过量外，以下几点也是增加糖尿病低糖风险的原因：①老年患者；②认知功能障碍；③外源性葡萄糖摄入减少（餐后和夜间空腹）；④运动时或运动后体内葡萄糖利用增加；⑤机体胰岛素敏感性增加：体重减轻后、血糖控制改善、午夜；⑥肾功能不全：机体胰岛素清除减少和肾糖产生减少；⑦绝对内源性胰岛素缺乏：1型糖尿病患者和2型糖尿病晚期患者；⑧有严重低血糖，无感知性低血糖史，或近期发生过低血糖及睡眠中发生低血糖症状；⑨垂体肾上腺皮质功能减退等。

　　美国退伍军人事务部的资料显示：严重低血糖的独立危险因素包括：①强化血糖控制；②低血糖史；③肾功能不全；④糖尿病微血管并发症史；⑤长病程；⑥低教育水平；⑦非洲裔美国人；⑧有痴呆病史者。

一项纳入了 917 440 例糖尿病患者的美国大型观察性队列研究显示：严重低血糖（需要临床医生干预处理）在老年合并慢性肾病（chronic kidney disease，CKD）、充血性心力衰竭（congestive heart failure，CHF）、心血管疾病（cardiovascular diseases，CVD）、抑郁症、高 HbA1c，以及使用胰岛素、促胰岛素分泌剂、β 受体阻滞剂的患者中更常见（所有 $P < 0.001$）。其中有 CKD、CHF、CVD 和抑郁症的患者发生严重低血糖的概率最高，研究者建议将严重低血糖作为致命性的标记，并增加对患者的血糖监测，开发新药及调整治疗方案去改善患者的低血糖。

对糖尿病合并 CVD 的患者，除制定个体化血糖目标外，选择 β 受体阻滞剂治疗时，也要考虑与 β 受体阻滞剂有关的低血糖对患者的危害是否已超过其心血管获益，如已超过，则应避免使用 β 受体阻滞剂。

另外，临床上还存在一种非常少见的使用重组人胰岛素后产生胰岛素抗体致糖尿病患者低血糖发生的现象。

8.1 例少见的 2 型糖尿病患者反复低血糖发生的临床诊治思路

现报道 1 例 2 型糖尿病患者反复低血糖发生的诊治经过和临床诊治思路，以供读者在临床工作中加以关注和共同提高。

（1）一般资料及治疗史

男，83 岁，因"多饮、多食、多尿 15 年，反复低血糖 1 年"

于 2008 年 4 月 8 日进入我院治疗。15 年前，患者无明显诱因出现多饮、多食、多尿，于当地医院诊断为"2 型糖尿病"，予以口服降糖药。5 年前，因口服降糖药胃肠反应大，改为"诺和灵 R+ 诺和灵 N"降糖。2 年前，为减少注射次数改为"诺和灵 30R 早 4～6u、晚 4～6u，餐前 30 分钟皮下注射"治疗。1 年前，患者晨起后感心慌、出汗、乏力、气短、手抖，随后神志不清，急送当地医院查血糖为 3.0mmol/L，诊断为"低血糖"，输注高糖后，患者神志恢复。出院后继续予"诺和灵 30R 早 4～6u、晚 4～6u，餐前 30 分钟皮下注射"治疗，监测空腹血糖波动于 6.0～7.0mmol/L，餐后血糖未测。

此后 1 年间，上述症状反复发生 3 次，均被当地医院诊断为"低血糖"，经输注高糖后好转出院。10 天前，患者晨起再次出现上述症状，于当地医院诊断为"低血糖"。住院期间，患者空腹血糖最低为 1.0 mmol/L，为避免再发低血糖，遂停用胰岛素。

1 周后做 OGTT+ 胰岛素释放试验示，空腹及餐后血糖明显降低，空腹及饮用葡萄糖后胰岛素水平明显升高（图 3）。为进一步明确低血糖原因，进入我院治疗。患病以来，从未服用过含巯基的药物，皮肤也无光过敏。

入院查体：患者神志清晰，生命体征平稳，心、肺、腹未见异常，神经系统查体未见阳性体征。血常规、生化、体液免疫、小便常规、大便常规、心电图未见异常；腹部核磁共振示：肝血管瘤、胰腺未见异常；胰岛素自身抗体（insulin autoantibody，

IAA）为 36.90 mU/L（正常值＜ 5.0 mU/L）。入院后继续停用降糖治疗，行 24 小时动态血糖监测 2 天（图 4）。后行 OGTT+ 胰岛素释放试验并同步检测血清游离胰岛素水平及 C 肽水平（已停用胰岛素 11 天，图 5）。

根据病史和实验室检查，考虑患者低血糖症诊断成立，原因为对重组人胰岛素治疗产生 IAA 所致。予拜糖平 25mg Tid 后，根据血糖监测情况加大拜糖平剂量至 50mg Tid，并在拜糖平 50mg Tid 基础上加用二甲双胍 500mg Bid。4 天后患者空腹血糖波动在 6.0 ～ 7.0 mmol/L，餐后 2 小时血糖波动在 8.2 ～ 11.3 mmol/L，且未再发生低血糖反应。入院后 2 周复查 IAA 降为 22.72 mU/L，患者好转出院。出院后继续该方案治疗，随访 6 个月后，患者均未再发生低血糖反应，复查 OGTT+ 胰岛素释放试验（图 6），血清免疫胰岛素水平较前明显降低。随访 1 年，患者血糖控制较好，未再发生低血糖反应。

（2）实验室检查

院外 OGTT+ 胰岛素释放试验（停用重组人胰岛素第 7 天后）：从图 3 可见，患者服糖前后血糖均低，波动在 1.67 ～ 2.95mmol/L，而血清免疫胰岛素水平明显升高，维持在 663.0 ～ 785.7μU/ml。

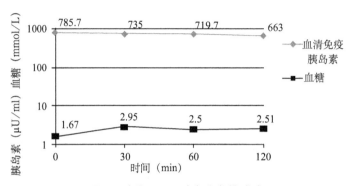

图 3　院外 OGTT+ 胰岛素释放试验

入院后 24 小时动态血糖监测：入院后让患者正常进食，继续停用降糖治疗。入院后第 2 天、第 3 天行 24 小时动态血糖监测，从图 4 所见，该患者夜间血糖偏低，白天血糖维持在较高水平。低血糖发生在凌晨 23 : 00 ～ 4 : 00，5 : 00 以后血糖逐渐升高。

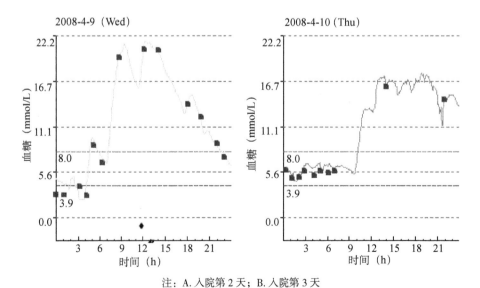

注：A. 入院第 2 天；B. 入院第 3 天

图 4　24 小时动态血糖监测

入院后 OGTT+ 胰岛素释放试验及同步游离胰岛素及 C 肽水平：患者入院后（停用胰岛素 11 天）复查 OGTT+ 胰岛素释放试验并同步测血清游离胰岛素及 C 肽水平。从图 5 可见，空腹血糖为 6.3mmol/L，服糖后血糖升高，波动在 13.3 ～ 23.7mmol/L；C 肽波动在 2.67 ～ 3.59nmol/L；血清免疫胰岛素持续＞ 1000μU/ml，而游离胰岛素水平波动在 45.4 ～ 71.8μU/ml。

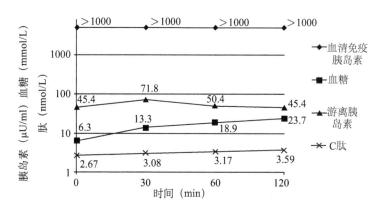

图 5　入院 OGTT+ 胰岛素释放试验及同步游离胰岛素及 C 肽水平

血清 ICA、IAA、GAD 水平：入院第 2 天查 IAA = 36.90mU/L（正常值＜ 5.0mU/L），ICA 阴性 GDAD = 0.96μU/mL（＜ 1.05μU/ml）；入院 2 周后复查 IAA = 22.72mU/L（＜ 5.0mU/L）。

游离胰岛素的检测：聚乙二醇沉淀法（polyethylene glycol precipitation，PEG precipitation）去除胰岛素抗体（insulin antibody，IA），沉淀剂的配制是以相对分子质量为 6000 的 PEG（分析纯，日本产）30g 溶解于含 0.1% 吐温 20 的 0.04mol/L 磷

酸缓冲液（pH 7.8）的 100 ml 溶液中，血清与沉淀剂以 1：1.25 比例混匀，以 8000 r /min 离心 5min，检测上清液中的胰岛素浓度为去除 IA 后的游离胰岛素浓度。

出院 6 个月后复诊 OGTT+ 胰岛素释放试验：患者出院 6 个月后复查 OGTT+ 胰岛素释放试验。从图 6 可见，空腹血糖为 8.0 mmol/L，餐后血糖波动在 11.49 ～ 20.77mmol/L（试验当天未用拜糖平和二甲双胍治疗），胰岛素水平波动在 13.2 ～ 64.8μU/ml。

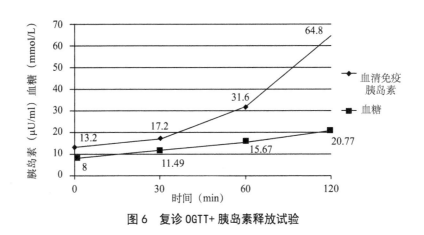

图 6　复诊 OGTT+ 胰岛素释放试验

（3）诊断与鉴别诊断

患者 1 年内反复在晨起出现心慌、出汗、乏力、手抖，随后神志不清，于当地医院多次查血糖低，最低为 1.0 mmol/L，经推注高渗葡萄糖后，上述症状缓解，故患者低血糖症诊断明确。患者虽在使用胰岛素治疗，但剂量不大，饮食正常，且停用胰岛素治疗 9 天后仍有低血糖发作，故诺和灵 30R 剂量过大致低血

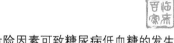

糖可排除；患者无服用其他致低血糖的药物史，故其他降糖药所致低血糖可排除；患者在院外及我院的胰岛素释放试验均提示空腹及服用葡萄糖后血清免疫胰岛素水平明显升高，因入院后血清免疫胰岛素与 C 肽有分离现象，加之血清 IAA 升高，为排除血中抗体干扰，用 PEG 沉淀法去除 IA 后行游离胰岛素测定提示游离胰岛素不高，加之腹部 MRI 示胰腺正常，因此考虑该患者低血糖症不是内源性胰岛素升高所致，而系重组人胰岛素治疗产生 IAA 所致。据报道，长期应用动物胰岛素的糖尿病患者中有 80% ～ 90% 可产生 IAA。而重组人胰岛素的免疫原性小，很少产生 IAA。

有学者认为，混悬液的胰岛素（胰岛素与鱼精蛋白或与鱼精蛋白锌的复合物）仍然存在一定的免疫原性。这是因为：①鱼精蛋白和（或）鱼精蛋白和锌的复合物可以降低胰岛素的溶解度，使其在皮下注射的部位凝集或聚合；② 鱼精蛋白和胰岛素的复合物作为外来物质易被机体的免疫系统识别而导致抗体产生；③鱼精蛋白和锌本身能激活补体系统；④锌能刺激淋巴细胞，鱼精蛋白是一种重要的辅助剂。该患者有使用诺和灵 N 和诺和灵 30R 多年的病史，故考虑患者血浆中的 IAA 为中效和（或）预混重组人胰岛素所致，这与 Suzuki 等的报道相似。

文献报道，IAA 导致低血糖的原因是与 IAA 结合的胰岛素的量可占总循环胰岛素量的 10% ～ 90%，由于 IAA 与胰岛素结合是可逆的，进行胰岛素治疗时，外源性胰岛素大部分与 IAA

结合，使血清中免疫胰岛素水平升高，而与 IAA 结合的胰岛素很容易解离，造成高胰岛素血症，故可致低血糖的发生。

本病案中，患者多在夜间出现低血糖，白天血糖升高，考虑可能因为与 IAA 结合的胰岛素在夜晚释放，导致血中游离胰岛素水平升高，而夜晚患者未进食，所以出现低血糖。本病案患者在停用胰岛素 9 天以后仍出现低血糖反应，是因为与抗体结合的胰岛素释放入血是缓慢的，有报道称其可使胰岛素半衰期延长 1 倍（平均为 10 分钟），从而延长了胰岛素的作用时间。

（4）治疗思路

文献报道，针对该类患者，应停用胰岛素及水杨酸盐、磺胺类、甲巯咪唑、青霉素、硫辛酸等可疑药物，并给予少量、多餐、低糖、高蛋白和高纤维的饮食控制，多数病情可缓解。其中低血糖昏迷或血糖过低的患者应立即给予高糖静脉推注，并以高糖静脉输注维持血糖水平。

低血糖紧急救治后，可在控制饮食的同时联用 α- 糖苷酶抑制剂以降低内源性胰岛素的分泌，防止低血糖反复发作。对于 IAA 滴度很高的患者，有报道指出，大剂量的类固醇激素可使患者血浆中 IAA 滴度明显降低，Qing 等用大剂量的氯喹、环磷酰胺、皮质激素成功救治了 1 例 IAA 高滴度所致低血糖昏迷的患者，亦有个案报道使用赖脯胰岛素能使 IAA 高浓度的 2 型糖尿病患者血糖得到改善，并且不产生低血糖反应，但原因尚不清楚。严重低血糖且反复发作者可选用以血浆置换降低 IAA 滴度，从而使低血糖得到缓解。

　　本例患者入院后停用胰岛素，给予少量、多餐、低糖、高蛋白和高纤维的饮食控制，密切监测血糖。由于患者高龄，使用大剂量激素、免疫抑制剂弊大于利，而且关于激素、免疫抑制剂治疗 IAA 阳性所致严重低血糖病例的循证医学证据不足（仅有个案报道），故治疗时未使用这两类药物。

　　根据血糖检测结果，患者入院后白天血糖升高，考虑到降糖的同时不增加患者胰岛素分泌，因此没有使用胰岛素促泌剂，给患者加用拜糖平 25mg Tid，并逐渐加量至 50mg Tid，以抑制餐后葡萄糖的吸收，减少餐后胰岛素的分泌。后在拜糖平 50mg Tid 基础上加用二甲双胍 500mg Bid 以进一步控制血糖。继续监测血糖，患者空腹血糖波动在 6.0～7.0 mmol/L，餐后 2 小时血糖波动在 8.2～11.3 mmol/L。入院 2 周后复查 IAA 降为 22.72mU/L，且未再发生低血糖反应，维持该治疗方案至出院。出院后以该方案治疗，随访 6 个月后，血糖控制较好，血清免疫胰岛素水平明显下降，随访 1 年未再发生低血糖。

　　总之，重组人胰岛素在治疗 2 型糖尿病患者过程中产生 IAA 导致反复低血糖发作的情况在临床上并不多见，但临床医生在工作中应注意识别此情况。若遇长期使用重组人胰岛素治疗的 2 型糖尿病患者，当其反复发生低血糖，其他原因不能解释，且已停用胰岛素治疗却仍发生低血糖时，应进行 IAA 检查以排除此原因。如确诊为 IAA 引起的低血糖，临床应停用重组人胰岛素。

参考文献

1.Cryer PE，Axelrod L，Grossman AB，et al.Evaluation and management of adult hypoglycemic disorders：an Endocrine Society Clinical Practice Guideline. J Clin Endocrinol Metab，2009，94（3）：709-928.

2.Borzì V，Frasson S，Gussoni G，et al. Risk factors for hypoglycemia in patients with type 2 diabetes，hospitalized in internal medicine wards：Findings from the FADOI-DIAMOND study. Diabetes Res Clin Pract，2016，115：24-30.

3.American Diabetes Association. Standards of medical care in diabetes--2014. Diabetes Care，2014，37（S 1）：S14-80.

4. Chandrakumar A，Vikas PV，Tharakan PG，et al.Prevalence of hypoglycemia among diabetic old age home residents in South India. Diabetes Metab Syndr，2016，10（1 S 1）：S144-146.

5. Ko SH，Kim SR，Kim DJ，et al. 2011 clinical practice guidelines for type 2 diabetes in Korea. Diabetes Metab J，2011，35（5）：431-436.

6.Pathak RD，Schroeder EB，Seaquist ER，et al. Response to Comment on Pathak et al. Severe Hypoglycemia Requiring Medical Intervention in a Large Cohort of Adults With Diabetes Receiving Care in U.S. Integrated Health Care Delivery Systems：2005-2011. Diabetes Care 2016；39：363-370. Diabetes Care，2017，40（2）：e26.

7. 中华医学会内分泌学分会. 中国糖尿病患者低血糖管理的专家共识. 中华内分泌代谢杂志，2012，28（8）：619-623.

8. Zhao TY，Li F，Xiong ZY. Frequent reoccurrence of hypoglycemia in a type 2 diabetic patient with insulin antibodies. Mol Diagn Ther，2010，14（4）：237-241.

低血糖所带来的危害及经济负担

9. 低血糖增加 2 型糖尿病患者心律失常的风险

Cryer 认为，医源性低血糖有时是致命的，有报道显示：强化降糖治疗可增加低血糖的病死率，致死性心律失常是低血糖导致猝死的主要原因。严重低血糖引起的自主神经功能衰竭使低血糖感知和反馈调节功能受损，低血糖反复发作激活交感肾上腺神经系统，最终导致致死性心律失常。

Chow 等发表在 2014 年 5 月《糖尿病》（Diabetes）的研究探讨了低血糖和心律失常的关系。该研究对 25 名伴有心血管病或高危因素的 2 型糖尿病患者进行了连续 5 天 Holter 及动态组织液葡萄糖监测。结果显示，与正常血糖者相比，出现低血糖的患者发生心动过缓及室性期前收缩等心律失常的风险增加。夜间低血糖发作时，血糖每降到最低点，都会发生短暂的心动过速，随后的 40 ～ 50 分钟，迷走神经张力增高，由此推测心动过缓可能与交感神经激活的迷走神经张力增高有关。同年，Nordin 等对低血糖引起心律失常的机制进行了阐述，其一就细胞水平而言，低血糖抑制心肌细胞人组织基因相关钾离子通道（HEGR），影响动作电位复极，导致 QT 间期延长；其二可引起心肌细胞内 Ca^{2+} 超载，诱发心律失常，增加尖端扭转型室速风险。Nordin 认为，除上述两点外，低血糖诱发的心肌缺血和心动过缓导致动作电位延长，增强尖端扭转型室速的发展（特别是在有低血糖引起的低钾血症时易发生），可能对心律失常的恶化和猝死是一种正反馈调节。

因此，低血糖促心律失常作用应被重视并进行深入研究，对于合并心血管疾病风险的 2 型糖尿病患者应个体化控制血糖，避免重度和夜间低血糖的发生，这对防止恶性心律失常的发生是非常必要的。

10. 低血糖与心血管事件和死亡

DCCT 和 UKPDS 及其后续的随访研究提示，强化降糖可以显著降低 1 型糖尿病患者和 2 型糖尿病患者微血管并发症和大血管并发症的风险，临床上强调严格控制血糖以降低糖尿病患者的慢性并发症，然而随后的几个大型强化降糖的临床研究（ADVANCE、ACCORD 和 VADT）提示，并不是所有 2 型糖尿病患者都能从强化降糖中获益。ADVANCE 研究显示，强化降糖可明显减少微血管并发症，主要是明显降低蛋白尿；而大血管病变并未因强化降糖而明显减少。VADT 研究则显示，强化降糖未明显减少主要大血管和微血管风险，甚至可能增加全因死亡率（ACCORD、ADVANCE）。同时，强化降糖增加了低血糖的发生率，ACCORD、ADVANCE 和 VADT 研究的低血糖发生率分别为 26.7%、2.7% 和 21.0%。

因此，近年来国内外权威指南强调，血糖管理需要个体化制定靶目标，以防止发生低血糖。近来大量临床研究显示，严重低血糖是 2 型糖尿病患者大血管事件、不良临床事件和死亡的最强预测因子。

一项纳入 900 000 例 2 型糖尿病患者的前瞻性和回顾性队列研究分析显示，与严重低血糖相关的心血管事件的危险比是 2.05（95%CI：1.74 ～ 2.42）。一项韩国的随访中位时间为 10.4 年的研究显示，2 型糖尿病患者严重低血糖发生与全因死亡率和 CV 死亡率强烈相关，HR 分别为 2.64 和 6.34，（95%CI：2.02 ～ 19.87，P=0.002；95%CI：1.39 ～ 5.02，P=0.003）。一项台湾的研究显示，1 型糖尿病患者既往 1 年内发生严重低血糖事件显著增加了 CVD（OR=2.02）及全因死亡（OR=2.74）的发生风险。既往 5 年内严重低血糖发生的频率与 CVD 和死亡密切相关。

低血糖时，机体有一过性的对自主神经的反调节反应，伴随血浆儿茶酚胺的波动，这种反应和低血糖本身的能量供应减少对心血管有明显的作用。急性低血糖可引起心肌收缩和心输出量大量增加，这些血流动力学变化可伴有大血管弹性升高和中心动脉压下降，而这些变化在长病程糖尿病患者中会由于动脉硬化的发展而减弱。糖尿病进展性的动脉硬化导致反射性的动脉压力波在舒张期而不是收缩期到达，从而导致冠状动脉充盈受损，这些低血糖时的血流动力学反应对长病程糖尿病患者不利，特别是对已有心脏病（包括冠心病、心脏自主神经病和心肌功能紊乱者）的2型糖尿病患者更加不利。

据报道，严重低血糖可致心肌梗死和脑血管疾病，但机制不清楚。也有报道由于低血糖致心肌缺血引起严重心律失常并导致猝死的病例。如前所述，低血糖可致 QT 间期延长，这在 1 型糖尿病患者和 2 型糖尿病患者中均可见，所以有研究显示，QT 延长是室性心律失常和猝死的强烈危险因子。

有临床研究显示，在 2 型糖尿病患者和心血管疾病患者中，高发的心动过缓、房性和室性期前收缩与自发低血糖有关，而与正常和高血糖无关，特别在患者睡眠中相关性更明显。有病例对照研究显示，严重低血糖是心血管疾病发展到严重室性心律失常的最重要的独立预测因子。

目前，关于低血糖引起心血管系统的生理和病理生理改变有如下几种机制。

（1）低血糖导致血流动力学改变

低血糖可引起自主神经系统（主要是交感神经 - 肾上腺系统）被激活和反调节激素（counter regulatory hormones）（主要是肾上腺素）被释放，这些作用激活一系列血流动力学改变，包括：①

心率加快；②心肌收缩力增加；③外周动脉阻力减少。上述血流动力学变化可以引起心输出增加，外周血收缩压增加，平均中心血压减少及脉压增大，促进糖原转化为葡萄糖，进一步维持大脑和心脏的葡萄糖供应。有研究显示，对正常个体给予胰岛素30分钟后，开始出现低血糖症状，心率从60次升至89次，自主神经系统反应发生。然而，因外伤导致颈椎 C_5、C_6 水平完全脊髓横断的患者即便同样给予胰岛素30分钟后，也无心率变化，说明心率的增加是由交感神经-肾上腺系统被激活介导的。在血糖为2.5 mmol/L左右时，非选择性β肾上腺受体拮抗药能减少心率增加，降低收缩压，同时也能防止与低血糖有关的舒张压降低。进一步研究显示，心率增加是由β肾上腺受体介导的，而血压变化是由α肾上腺受体和 $β_2$ 肾上腺受体介导的。低血糖时，心输出量平均每分钟增加2.8L，心输出量的早期增加主要是由心率升高所致，后期是由心搏出量增加所致。低血糖时总的外周血管阻力和下肢血管阻力减少，而肝脾血管阻力没有变化。有研究显示，急性低血糖所致的左心室射血分数升高可达峰值的72%，此峰值与血糖最低点相符合，并与心率、心搏出量和心输出增加有关。急性低血糖反应30分钟内心率恢复到原来水平，但射血分数、心搏出量和心输出量90分钟后仍升高，随后急性低血糖发展刺激右心室射血分数升高，这与暂时的交感肾上腺激活有关。

现在认为低血糖时心脏工作负荷是暂时增加而不是明显增加（markedly increased），对正常人群不会引发严重的功能问题，但对糖尿病患者（常伴有冠心病和心功能紊乱）可能造成严重后果。非糖尿病个体由于低血糖使动脉壁硬度逐渐减弱，个体的动脉变得更有弹性；但是糖尿病病程＞15年的患者，其动脉壁已僵硬，动脉对低血糖的反应弹性减弱。

正常的动脉壁的弹性可保证来自高压小动脉的反射压力波（在每次心肌收缩产生的）在舒张早期回到心脏，增加冠状动脉灌注（主要发生在舒张期）。然而，动脉壁逐渐僵硬后（大多数长病程糖尿病患者均可见该情况）加速反射波回到心脏，使其在收缩晚期回到心脏，这样反而会妨碍冠状动脉灌注，促进心肌缺血。

（2）低血糖可引起心脏电生理变化

早在1931年，Middleton等就发现低血糖能引起心脏电生理的改变，包括：① T 波低平和倒置；② QT 间期延长；③ ST 段压低。有研究显示，胰岛素导致的低血糖可以引起更强烈的交感神经 - 肾上腺反应和 QT 间期延长，而延长的 QT 间期是反应异常的心脏复极化，而这种心脏复极异常可能与房性和室性心动过速有关。有报道称胰岛素所致的低血糖引起的 QT 间期延长可达580ms。

另外，低血糖导致的心脏电生理变化中，有一部分与低血钾有关。有研究显示，低血糖可通过肾上腺素释放和胰岛素的直接作用而引起血钾降低，胰岛素和肾上腺素刺激 Na/K-ATP 酶引起细胞外液血钾浓度降低，细胞外液 K^+ 浓度降低可改变细胞离子平衡和延长复极化，从而导致 T 波低平；但也有研究显示，血钾浓度改变不是低血糖时心脏异常复极的主要因素。Heller 等报道，实验性低血糖与 QT 间期延长有关（而不管有无糖尿病），他们测量了在有无 β 阻滞剂和 K^+ 灌注输入时胰岛素引起低血糖时的心脏复极，发现 QT 离差在血糖正常时无改变，而在低血糖时增加。

有趣的是，低血糖时 QT 离差和 QT 间期增加可被 β 阻滞剂选择性地阻止。Turaihi 等发现，K^+ 从细胞外到细胞内的流入能被肾上腺素、异丙肾上腺素、羟甲叔丁肾上腺素刺激，同时可被噻吗洛安明显抑制，被阿替洛尔轻度抑制，但不被酚妥拉明抑制，因此研究者推测，与低血糖有关的血浆血钾浓度降低和 QT 离差、QT 间期的增加可能被 $β_2$ 阻滞剂抑制，该结果提示，交感肾上腺系统激活是引起儿茶酚胺介导的低血钾的主要原因。

（3）低血糖的促血栓作用

大量研究显示，低血糖可直接或间接在多个环节上引起凝血级联反应和血栓形成，包括血小板激活、聚集和分泌。研究表明，胰岛素引起的低血糖伴有明显的血小板聚集、血小板数量减少和部分促凝血酶原激酶激活，同时还可以引起纤维蛋白原增加和Ⅷ因子增加。也有研究显示，低血糖促进血小板的激活，同时增加可溶性 P- 选择素和 PAI-1 的水平。Gajos 等发现，血糖 < 4.5 mmol/L 的患者有较低的血浆纤维蛋白凝块渗透、延长的纤维蛋白溶解和凝血酶生成高峰增加。研究者还证实了在 2 型糖尿

病患者中，空腹血糖 < 4.5 mmol/L 与凝血酶形成增强和密集纤维蛋白凝块增强有关（特别是当糖化红蛋白严格控制在 < 6% 时）。因此，低血糖引起凝血级联相关因子的改变在心血管系统会造成严重后果，导致主要血管事件的发生（心肌梗死和脑卒中）。

（4）低血糖引起炎症和导致动脉粥样硬化

目前，关于低血糖致炎症和动脉粥样硬化形成这一机制对心血管系统的长期作用正在逐渐受到关注。研究表明，急性低血糖既增加 1 型糖尿病患者单核细胞中 CD40 的表达和血浆 sCD40L 的浓度，又上调细胞内黏附分子（intracellular adhesion molecule，ICAM）、血管细胞黏附因子（vascular cell adhesion molecule，VCAM）、E- 选择素和血管内皮生长因子（vascular endothelial growth factor，VEGF），故表明急性低血糖是一种炎症反应。此外，低血糖还导致促炎细胞因子（包括 1L-6、TNF-α、IL-1β 和 1L-8）增加。

也有报道称，在低血糖状态下，组织纤溶酶原激活物和醛固酮均增加，表明低血糖促进内皮功能紊乱。反复发生的低血糖可激活更严重和持久的炎症反应、氧化应激和内皮功能紊乱。有研究显示，低血糖 2 小时后，血流介导的血管扩张明显减少，而氧化应激明显增加。上述增加的黏附标志物（包括 ICAM、VCAM、E- 选择素等）可以引起白细胞与损伤的内皮细胞结合，是血小板形成和动脉粥样硬化形成的原发原因。

无论是基于人群的纵向队列研究，还是随机对照强化治疗研究均证实，低血糖的发生与糖尿病患者不良心血管事件明显增加有关。ADVANCE、ACCORD 和 VADT 研究证实，强化组低血糖风险是对照组的 2 ～ 3 倍高，但 ACCORD 和 VADT 的扩展研究数据证实，强化组心血管事件的风险是降低的，如此结果产生的可能性是低血糖的心血管损害结局在强化组和常规组不同，后者应更严重。如此推测，严重低血糖发生后，患者每年的病死率，在常规组应高于强化组。

近期 Saremi 的研究证实，尽管在强化组严重低血糖的发生频率比常规组高，但严重低血糖只在常规组与冠状动脉钙化（动脉粥样硬化）的进展有关。Saremi 分析，低血糖触发炎症反应，使血小板功能异常，激活纤溶系统，引起氧化应激和内皮功能紊乱，所有这些反应均可引起动脉粥样硬化的进展。有证据显示，在 2 型糖尿病患者中突然的血糖波动比持续高血糖更能引起氧化应激和内皮细胞凋亡。Saremi 的研究情况与上面的情况相似，在常规治疗组中患者 HbA1c (8.4%) 相对高，当发生严重低血糖时，突然的血糖波动可能与冠状动脉损伤和冠状动脉钙化进展有关。

另外，常规组患者对低血糖的防备比强化组差，当低血糖发生后给予医疗处理不及时致患者暴露于低血糖的情况更严重，暴露时间延长，因而使常规组因低血糖而发生更大的血管损害，冠状动脉钙化的进展也更快。

Saremi 的研究提示，严重低血糖可能与血糖控制较差的 2 型糖尿病患者的动脉粥样硬化进展有关，长期的强化治疗可让心血管获益，同时研究也支持个体化管理，在长期血糖控制较差的老年糖尿病患者中，避免低血糖发生是非常重要的。

综上所述，低血糖对心血管系统的病理、生理反应和患者自身抗低血糖的防御机制的减少或缺失共同触发了多种心血管效应（图7），可引起糖尿病患者主要血管事件和猝死的发生。然而，心血管事件的发生和低血糖之间的直接因果关系还有待于进一步研究证实。

尽管大量前瞻性研究指出，2型糖尿病低血糖与心血管事件和全因死亡率有很强的关系，但低血糖和心血管疾病两者的因果关系仍不完全清楚。

有研究报道，心脏自主神经病可增加严重低血糖的风险。一项回顾性的病例对照研究显示，有心血管疾病和脑卒中的患者严重低血糖发生的风险是对照组的1.48倍和2.78倍。近期一项前瞻性队列研究（观察时间11年：2001—2012年）显示，有心血管疾病史的2型糖尿病患者发生严重低血糖风险是无心血管疾病史者的2倍。

研究者分析认为，这是因为正常人对低血糖的反应主要有两点：①胰岛素分泌持续减少，胰高血糖素或由肾上腺髓质分泌的肾上腺素等反调激素增加；②自主神经对低血糖的主观识别变化。合并心血管疾病的患者，因为已存在心肌损害和交感神经功能紊乱，所以低血糖常常不能被患者识别，如果低血糖反复发作和恶化，就可能发生低血糖无感知的情况。

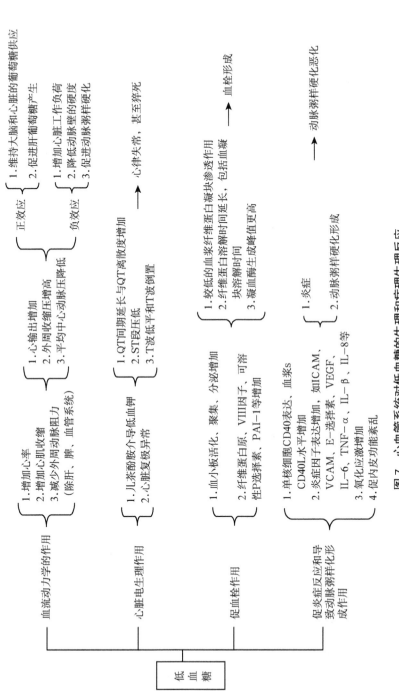

图 7 心血管系统对低血糖的生理和病理生理反应

另外，在低血糖时，大脑的糖摄取保护机制在糖尿病患者和非糖尿病患者中不同。低血糖反调节是由糖敏感大脑区域触发的，因此在某种程度下，大脑要负责对低血糖事件进行调节，如果糖尿病患者大脑的糖敏感区域由于缺血事件（心血管疾病）而受损害，那么患者对低血糖反应就变得迟钝，严重低血糖发生的风险就会增加。

因此，由于合并心血管疾病的糖尿病患者发生严重低血糖的风险高，而严重低血糖又与心血管事件和死亡风险增高有关，所以，对于临床中低血糖相关患者需给予更多的教育及诊疗。

11. 低血糖和痴呆或互为因果

痴呆是由影响大脑的多种疾病和损伤所致的一种综合征。表现为心理能力减退和记忆丧失，严重者可影响日常生活，它通常伴有认知功能受损，但不影响意识。阿尔茨海默病是引起痴呆的最通常的原因，其次有血管性痴呆和帕金森病所致的痴呆等。

目前越来越多的证据显示，严重低血糖可能与糖尿病患者晚年认知功能减退和痴呆有关。一项英国爱丁堡的交叉研究显示，自我报告的严重低血糖与患者晚年较差的认知功能明显相关（在校正年龄、性别后，与没有报告严重低血糖的患者比较，两组晚年总认知能力因子是：-0.34 *vs.* 0.05，$P < 0.001$），而且独立于患者病前的认知能力，两组词汇试验评分（评估病前认知能力的

指标）差异无统计学意义（30.2 *vs.* 31.0，*P*=0.13）。

另一项纳入了 16 667 例 2 型老年糖尿病患者的纵向对列研究显示，20 多年严重低血糖的积累与随后 4 年中发生痴呆的风险明显相关，和无严重低血糖发生的患者比较，1 次低血糖发生的危险比（*HR*）是 1.29（95%*CI*：1.10 ～ 1.49），2 次低血糖发生的 *HR* 是 1.80（95% *CI*：1.37 ～ 2.36），3 次或更多次低血糖发生的 *HR* 是 1.94（95% *CI*：1.42 ～ 2.64），而且痴呆发生在有无低血糖发生史患者之间的归因风险是 2.3%/ 年（95% *CI*：1.72 ～ 3.01）。但是，从 DCCT 随访 18 年的研究中没有观察到 1 型糖尿病患者严重低血糖频繁发生，以及有长期认知功能减退的证据。

因此，糖尿病患者严重低血糖与加快认知功能减退间的关系仍有待于长期的前瞻性研究证实。但仍有研究显示，有认知功能缺陷的糖尿病患者发生严重低血糖的风险明显增加。ADVANCE 研究显示，认知功能障碍患者的严重低血糖风险的增加是无认知功能障碍患者的 2 倍多。

同样，ACCORD 研究的事后分析发现，基线有较低认知状态的患者随后可在更大程度上发生严重的低血糖事件。最近，Mattishet 等的一项大型（病例数为 1 439 818 例）荟萃分析显示，因降糖治疗致低血糖发生的老年糖尿病患者痴呆的风险明显增加，是没有低血糖发生者的 1.68 倍（95%*CI*：1.45 ～ 1.95）。研究同时也显示，有痴呆的老年患者低血糖风险明显增加，是没有痴呆者的 1.61 倍（95% *CI*：1.25 ～ 2.06）。研究提示：在进行降糖治疗的老年糖尿病患者中，低血糖发生和痴呆的关系是双相的。但研究者也提及，由于该荟萃分析的原始文献主要来源于观察性资料，故该研究不能证实两者的因果关系。

由于葡萄糖是大脑进行代谢的唯一可依赖的物质，故大脑的结构对低血糖是非常敏感的，因此反复发生低血糖可使患者大脑能量供应受损，导致神经损失。

Bordier 等报道，在动物模型中，急性低血糖发生可加重神经损害。Bree 等的实验研究证实，严重低血糖可使大鼠大脑皮质和海马区域神经受损，而糖尿病可能增加了这种严重低血糖所致的大脑损伤。

另外，Bremer 等也发现老年患者存在低血糖无感知现象，这是与年龄有关的低血糖损害。再者，有糖尿病伴痴呆的老年患者，由于认知功能减退，也会受到自我管理能力差、饮食摄入减少、服用其他多种药物的干扰，另外痴呆患者不能正常进入糖尿病服务管理站和进行血糖监测，故更易发生低血糖。

中国台湾和韩国的研究者的报道显示，老年患者因低血糖急诊的人数骤升也进一步证实了以上事实。有研究显示，成人糖尿病患者有大脑结构的变化，包括脑萎缩和脑白质疏松症，但这是由低血糖还是高血糖所致目前尚不清楚，但该研究的影像学和光谱学分析发现，糖尿病患者灰质中乙酰氨基酸和谷氨酸盐含量减少，而这些物质与神经丢失和功能紊乱有关。在有低血糖无感知的 1 型糖尿病患者中行 MRI 观察显示，与正常对照组比较，低血糖组丘脑的反应明显减少，但机制不清。有研究显示，低血糖时，大脑摄入葡萄糖减少可加重神经变性，而这与阿尔茨海默病有关。

因此，在临床实践中，对于容易发生认知功能下降的中、老年糖尿病患者而言，降糖治疗应该高度个体化，并密切监测血糖变化，避免低血糖发生是非常重要的。

12. 严重低血糖的经济资源消费是巨大的

根据 2015 年国际糖尿病联盟（IDF）的数字报告，现在全球糖尿病患者已经达到 4.43 亿，预测到 2040 年将达到 6.42 亿。中国是糖尿病患者最多的国家，拥有近 1 亿的糖尿病患者，而且糖尿病前期患者预计有 1.5 亿，并伴有年轻化趋势，糖尿病血糖控制不佳，心血管疾病和其他并发症发生的风险也明显增加，对社会、家庭造成了巨大经济负担。据报道，糖尿病患者每人每年的花费在新加坡是 2034 美元，巴西是 1844 美元；美国糖尿病患者每人终身花费达 124 600 美元；意大利所有糖尿病患者总花费年约 20 300 万欧元（22 700 万美元），其中 46% 为直接花费，54% 为间接花费。而这些花费明显随糖尿病患者并发症数量的增加而增加，在欧洲，没有并发症的患者花费是 752 美元 / 月，有 ≥ 3 个并发症的患者花费可增至 1778 美元 / 月。

低血糖是糖尿病最常见的并发症，特别在进行胰岛素治疗的

1 型糖尿病患者和进行胰岛素和促泌剂治疗的 2 型老年糖尿病晚期患者中，其发生率非常高。

低血糖是一种代价高昂的并发症，特别是严重低血糖事件，与临床不良结局（包括住院和死亡）的增加相关。一项波兰的系统评价和荟萃分析显示，9.97% 的严重低血糖患者需住院治疗，22.30% 的患者需要专科医生治疗，67.73% 的患者仅需要在家治疗。一项美国的研究报道，患者每次因低血糖而需要健康治疗者治疗的花费是 1161 美元；只需第三者帮助处理而不需专业医生治疗的花费是 66 美元；不需其他人帮助自行处理的花费是 11 美元。另一项美国的研究显示，严重低血糖急诊的花费是 1129 美元；住院花费达 16 229 美元。英国研究报道，严重低血糖的住院花费为 3388 美元；轻度低血糖的花费为 2.63 美元。可见，根据低血糖的发生的不同程度，其花费是不同的，低血糖事件越严重，越需要住院进行专科治疗，其医学花费越多。

近期一项韩国的前瞻性、大样本、多中心国家糖尿病队列研究显示，糖尿病低血糖事件与医学花费明显相关，无低血糖事件患者的花费是（1336.37±3403.39）美元/（人·年），而有低血糖事件患者的花费是（2447.56±4056.38）美元/（人·年），$P=0.012$。同时研究显示，有低血糖事件与无低血糖事件患者相比，住院天数明显延长（days/person-years）（16.13 天 ±29.21 小时 *vs.* 6.33 天 ±21.44 小时，$P=0.002$）。

有报道显示，相对于无低血糖事件的患者，有低血糖事件者受雇用率降低 10%，大约 10% 的发生低血糖事件的患者在过去几年中因低血糖事件而失业。由于低血糖事件的发生带来的直接和间接的经济资源消费如此巨大，所以，早期识别低血糖，预防低血糖的发生，特别是严重低血糖的发生是非常重要和必要的。

参考文献

1.Chow E，Bernjak A，Williams S，et al.Risk of cardiac arrhythmias during hypoglycemia in patients with type 2 diabetes and cardiovascular risk. Diabetes，2014，63（5）：1738-1747.

2.Zoungas S，Patel A，Chalmers J，et al.Severe hypoglycemia and risks of vascular events and death. N Engl J Med，2010，363（15）：1410-1418.

3.Zhang Y，Han H，Wang J，et al. Impairment of human ether-à-go-go-related gene（HERG）K^+ channel function by hypoglycemia and hyperglycemia. Similar phenotypes but different mechanisms. J Biol Chem，2003，278（12）：10417-10426.

4.Koivikko ML，Salmela PI，Airaksinen KE，et al.Effects of sustained insulin-induced hypoglycemia on cardiovascular autonomic regulation in type 1 diabetes. Diabetes，2005，54（3）：744-750.

5.Schächinger H，Port J，Brody S，et al.Increased high-frequency heart rate variability during insulin-induced hypoglycaemia in healthy humans. Clin Sci（Lond），2004，106（6）：583-588.

6.Lee SP，Yeoh L，Harris ND，et al.Influence of autonomic neuropathy on QTc interval lengthening during hypoglycemia in type 1 diabetes. Diabetes，2004，53（6）：

1535-1542.

7.Action to Control Cardiovascular Risk in Diabetes Study Group, Gerstein HC, Miller ME, et al. Effects of intensive glucose lowering in type 2 diabetes.N Engl J Med, 2008, 358 (24): 2545-2559.

8.Heller SR.Abnormalities of the electrocardiogram during hypoglycaemia: the cause of the dead in bed syndrome? Int J Clin Pract Suppl, 2002, (129): 27-32.

9.Nordin C.The proarrhythmic effect of hypoglycemia: evidence for increased risk from ischemia and bradycardia. Acta Diabetol, 2014, 51 (1): 5-14.

10.Hanefeld M, Frier BM, Pistrosch F.Hypoglycemia and Cardiovascular Risk: Is There a Major Link? Diabetes Care, 2016, 39 Suppl 2: S205-209.

11.ORIGIN Trial Investigators, Mellbin LG, Rydén L, et al.Does hypoglycaemia increase the risk of cardiovascular events? A report from the ORIGIN trial. Eur Heart J, 2013, 34 (40): 3137-3144.

12.Akhavan P, Aghili R, Malek M, et al. Hypoglycemia: Adverse Cardiovascular Outcomes in Non-Critically Ill People with Type 2 Diabetes. Arch Iran Med, 2016, 19 (2): 82-86.

13.Bedenis R, Price AH, Robertson CM, et al.Association between severe hypoglycemia, adverse macrovascular events, and inflammation in the Edinburgh Type 2 Diabetes Study. Diabetes Care, 2014, 37 (12): 3301-3308.

14.Bonds DE, Miller ME, Bergenstal RM, et al.The association between symptomatic, severe hypoglycaemia and mortality in type 2 diabetes: retrospective epidemiological analysis of the ACCORD study. BMJ, 2010, 340: b4909.

15.Lu CL，Shen HN，Hu SC，et al.A Population-Based Study of All-Cause Mortality and Cardiovascular Disease in Association With Prior History of Hypoglycemia Among Patients With Type 1 Diabetes. Diabetes Care，2016，39（9）：1571-1578.

16.Cox AJ，Azeem A，Yeboah J，et al. Heart rate-corrected QT interval is an independent predictor of all-cause and cardiovascular mortality in individuals with type 2 diabetes：the Diabetes Heart Study. Diabetes Care，2014，37（5）：1454-1461.

17.Pistrosch F，Hanefeld M.Hypoglycemia and Cardiovascular Disease：Lessons from Outcome Studies. Curr Diab Rep，2015，15（12）：117.

18.Frier BM，Schernthaner G，Heller SR.Hypoglycemia and cardiovascular risks. Diabetes Care，2011，34（S 2）：S132-137.

19.Goto A，Arah OA，Goto M，et al.Severe hypoglycaemia and cardiovascular disease：systematic review and meta-analysis with bias analysis. BMJ，2013，347：f4533.

20.Goyal A，Mehta SR，Díaz R，et al.Differential clinical outcomes associated with hypoglycemia and hyperglycemia in acute myocardial infarction.Circulation，2009，120（24）：2429-2437.

21.Hemmingsen B，Lund SS，Gluud C，et al. Intensive glycaemic control for patients with type 2 diabetes：systematic review with meta-analysis and trial sequential analysis of randomised clinical trials. BMJ，2011，343：d6898.

22.Holman RR，Paul SK，Bethel MA，et al.10-year follow-up of intensive glucose control in type 2 diabetes. N Engl J Med，2008，359（15）：1577-1589.

23.Yeh JS，Sung SH，Huang HM，et al.Hypoglycemia and risk of vascular events and mortality：a systematic review and meta-analysis. Acta Diabetol，2016，53（3）：

377-392.

24.McCoy RG，Van Houten HK，Ziegenfuss JY，et al.Increased mortality of patients with diabetes reporting severe hypoglycemia. Diabetes Care，2012，35（9）：1897-1901.

25.ORIGIN Trial Investigators，Mellbin LG，Rydén L，et al. Does hypoglycaemia increase the risk of cardiovascular events? A report from the ORIGIN trial. Eur Heart J，2013，34（40）：3137-3144.

26.Cha SA，Yun JS，Lim TS，et al.Severe Hypoglycemia and Cardiovascular or All-Cause Mortality in Patients with Type 2 Diabetes. Diabetes Metab J，2016，40（3）：202-210.

27.Stahn A，Pistrosch F，Ganz X，et al.Relationship between hypoglycemic episodes and ventricular arrhythmias in patients with type 2 diabetes and cardiovascular diseases：silent hypoglycemias and silent arrhythmias. Diabetes Care，2014，37（2）：516-520.

28.Zoungas S，Patel A，Chalmers J，et al. Severe hypoglycemia and risks of vascular events and death. N Engl J Med，2010，363（15）：1410-1418.

29.Khunti K，Davies M，Majeed A，et al.Hypoglycemia and risk of cardiovascular disease and all-cause mortality in insulin-treated people with type 1 and type 2 diabetes：a cohort study. Diabetes Care，2015，38（2）：316-322.

30.ADVANCE Collaborative Group，Patel A，MacMahon S，et al.Intensive blood glucose control and vascular outcomes in patients with type 2 diabetes. N Engl J Med，2008，358（24）：2560-2572.

31.Zhao Y，Campbell CR，Fonseca V，et al.Impact of hypoglycemia associated with antihyperglycemic medications on vascular risks in veterans with type 2 diabetes. Diabetes Care，2012，35（5）：1126-1132.

32.Zoungas S，Patel A，Chalmers J，et al. Severe hypoglycemia and risks of vascular events and death. N Engl J Med，2010，363（15）：1410-1418.

33.Robinson RT，Harris ND，Ireland RH，et al. Mechanisms of abnormal cardiac repolarization during insulin-induced hypoglycemia. Diabetes，2003，52（6）：1469-1474.

34.Turaihi K，Khokher MA，Barradas MA，et al.86Rb（K）influx and [3H] ouabain binding by human platelets：evidence for beta-adrenergic stimulation of Na-K ATPase activity. Metabolism，1989，38（8）：773-776.

35.Gajos G，Konieczynska M，Zalewski J，et al. Low fasting glucose is associated with enhanced thrombin generation and unfavorable fibrin clot properties in type 2 diabetic patients with high cardiovascular risk. Cardiovasc Diabetol，2015，14：44.

36.Wang J，Alexanian A，Ying R，et al.Acute exposure to low glucose rapidly induces endothelial dysfunction and mitochondrial oxidative stress：role for AMP kinase. Arterioscler Thromb Vasc Biol，2012，32（3）：712-720.

37. Saremi A，Bahn GD，Reaven PD，et al. A Link Between Hypoglycemia and Progression of Atherosclerosis in the Veterans Affairs Diabetes Trial（VADT）. Diabetes Care，2016，39（3）：448-454.

38. Desouza CV，Bolli GB，Fonseca V. Hypoglycemia, diabetes, and cardiovascular events. Diabetes Care，2010，33（6）：1389-1394.

39. Gerstein HC，Miller ME，Ismail-Beigi F，et al.Effects of intensive glycaemic

control on ischaemic heart disease: analysis of data from the randomised, controlled ACCORD trial.Lancet, 2014, 384 (9958) : 1936-1941.

40. Gogitidze Joy N, Hedrington MS, Briscoe VJ, et al. Effects of acute hypoglycemia on inflammatory and pro-atherothrombotic biomarkers in individuals with type 1 diabetes and healthy individuals. Diabetes Care, 2010, 33 (7) : 1529-1535.

41.Pothineni NV, Mehta JL.Follow-up of Glycemic Control and Cardiovascular Outcomes in Type 2 Diabetes. N Engl J Med, 2015, 373 (10) : 977-978.

42.Hsu PF, Sung SH, Cheng HM, et al. Association of clinical symptomatic hypoglycemia with cardiovascular events and total mortality in type 2 diabetes: a nationwide population-based study. Diabetes Care, 2013, 36 (4) : 894-900.

43.Joy NG, Tate DB, Younk LM, et al. Effects of Acute and Antecedent Hypoglycemia on Endothelial Function and Markers of Atherothrombotic Balance in Healthy Humans. Diabetes, 2015, 64 (7) : 2571-2580.

44.Reaven PD, Sacks J, Investigators for the VADT.Coronary artery and abdominal aortic calcification are associated with cardiovascular disease in type 2 diabetes. Diabetologia, 2005, 48 (2) : 379-385.

45.Bordier L, Doucet J, Boudet J, et al. Update on cognitive decline and dementia in elderly patients with diabetes. Diabetes Metab, 2014, 40 (5) : 331-337.

46.Moran C, Beare R, Phan TG, et al. Type 2 diabetes mellitus and biomarkers of neurodegeneration. Neurology, 2015, 85 (13) : 1123-1130.

47.Muratli S, Tufan F, Soyluk O, et al. Importance of hypoglycemia on the risk of Alzheime's disease in elderly subjects with diabetes mellitus. Clin Interv Aging,

中国医学临床百家

2015, 10: 1789-1791.

48.Aung PP, Strachan MW, Frier BM, et al. Severe hypoglycaemia and late-life cognitive ability in older people with Type 2 diabetes: the Edinburgh Type 2 Diabetes Study. Diabet Med, 2012, 29 (3): 328-336.

49.Feil DG, Rajan M, Soroka O, et al. Risk of hypoglycemia in older veterans with dementia and cognitive impairment: implications for practice and policy.J Am Geriatr Soc, 2011, 59 (12): 2263-2272.

50.Gao Y, Xiao Y, Miao R, et al.The characteristic of cognitive function in Type 2 diabetes mellitus. Diabetes Res Clin Pract, 2015, 109 (2): 299-305.

51.Gorelick PB, Scuteri A, Black SE, et al. Vascular contributions to cognitive impairment and dementia: a statement for healthcare professionals from the American Heart Association / American Stroke Association. Stroke, 2011, 42 (9): 2672-2713.

52.Meneilly GS, Tessier DM. Diabetes, Dementia and Hypoglycemia. Can J Diabetes, 2016, 40 (1): 73-76.

53.Mattishent K, Loke YK. Bi-directional interaction between hypoglycaemia and cognitive impairment in elderly patients treated with glucose-lowering agents: a systematic review and meta-analysis. Diabetes Obes Metab, 2016, 18 (2): 135-141.

54. Lin CH, Sheu WH. Hypoglycaemic episodes and risk of dementia in diabetes mellitus: 7-year follow-up study. J Intern Med, 2013, 273 (1): 102-110.

55. McNay EC, Cotero VE. Mini-review: impact of recurrent hypoglycemia on cognitive and brain function. Physiol Behav, 2010, 100 (3): 234-238.

56. Prinz N, Stingl J, Dapp A, et al. High rate of hypoglycemia in 6770 type

2 diabetes patients with comorbid dementia: a multicenter cohort study on 215 932 patients from the German / Austrian diabetes registry. Diabetes Res Clin Pract, 2016, 112: 73-81.

57.Punthakee Z, Miller ME, Launer LJ, et al. Poor cognitive function and risk of severe hypoglycemia in type 2 diabetes: post hoc epidemiologic analysis of the ACCORD trial. Diabetes Care, 2012, 35 (4): 787-793.

58.Regier DA, Kuhl EA, Kupfer DJ. The DSM-5: classification and criteria changes. World Psychiatry, 2013, 12 (2): 92-98.

59.Scheen AJ. Central nervous system: a conductor orchestrating metabolic regulations harmed by both hyperglycaemia and hypoglycaemia. Diabetes Metab, 2010, 36 (S 3): S31-38.

60.Seaquist ER. The Impact of Diabetes on Cerebral Structure and Function. Psychosom Med, 2015, 77 (6): 616-621.

61.Shafiee G, Mohajeri-Tehrani M, Pajouhi M, et al.The importance of hypoglycemia in diabetic patients. J Diabetes Metab Disord, 2012, 11 (1): 17.

62.Strachan MW, Reynolds RM, Marioni RE, et al.Cognitive function, dementia and type 2 diabetes mellitus in the elderly. Nat Rev Endocrinol, 2011, 7 (2): 108-114.

63.Yaffe K, Falvey CM, Hamilton N, et al. Association between hypoglycemia and dementia in a biracial cohort of older adults with diabetes mellitus. JAMA Intern Med, 2013, 173 (14): 1300-1306.

64. Sheen YJ, Sheu WH. Response to the letter by Tomoyuki Kawada regarding the

article entitled "Association between hypoglycemia and dementia in patients with type 2 diabetes". Diabetes Res Clin Pract, 2017, 125: 66-67.

65.Borges NB, Ferraz MB, Chacra AR. The cost of type 2 diabetes in Brazil: evaluation of a diabetes care center in the city of São Paulo, Brazil. Diabetol Metab Syndr, 2014, 6 (1): 122.

66.Marcellusi A, Viti R, Mecozzi A, et al. The direct and indirect cost of diabetes in Italy: a prevalence probabilistic approach. Eur J Health Econ, 2016, 17 (2): 139-147.

67.Jakubczyk M, Rdzanek E, Niewada M, et al. Economic resources consumption structure in severe hypoglycemia episodes: a systematic review and meta-analysis. Expert Rev Pharmacoecon Outcomes Res, 2015, 15 (5): 813-822.

68. Domeikienė A, Vaivadaitė J, Ivanauskienė R, et al. Direct cost of patients with type 2 diabetes mellitus healthcare and its complications in Lithuania. Medicina (Kaunas), 2014, 50 (1): 54-60.

69. Elwen FR, Huskinson A, Clapham L, et al. An observational study of patient characteristics and mortality following hypoglycemia in the community. BMJ Open Diabetes Res Care, 2015, 3 (1): e000094.

70. Foos V, Varol N, Curtis BH, et al. Economic impact of severe and non-severe hypoglycemia in patients with Type 1 and Type 2 diabetes in the United States. J Med Econ, 2015, 18 (6): 420-432.

71. Veronese G, Marchesini G, Forlani G, et al. Costs associated with emergency care and hospitalization for severe hypoglycemia. Nutr Metab Cardiovasc Dis, 2016,

26（4）：345-351.

72. Geller AI, Shehab N, Lovegrove MC, et al.National estimates of insulin-related hypoglycemia and errors leading to emergency department visits and hospitalizations. JAMA Intern Med, 2014, 174（5）：678-686.

73. Jönsson L, Bolinder B, Lundkvist J. Cost of hypoglycemia in patients with Type 2 diabetes in Sweden. Value Health, 2006, 9（3）：193-198.

74. Lundkvist J, Berne C, Bolinder B. The economic and quality of life impact of hypoglycemia. Eur J Health Econ, 2005, 6（3）：197-202.

75.Marchesini G, Veronese G, Forlani G, et al.The management of severe hypoglycemia by the emergency system：the HYPOTHESIS study. Nutr Metab Cardiovasc Dis, 2014, 24（11）：1181-1188.

76. Ng CS, Lee JY, Toh MP, et al. Cost-of-illness studies of diabetes mellitus：a systematic review. Diabetes Res Clin Pract, 2014, 105（2）：151-163.

77.Parekh WA, Ashley D, Chubb B, et al. Approach to assessing the economic impact of insulin-related hypoglycaemia using the novel Local Impact of Hypoglycaemia Tool. Diabet Med, 2015, 32（9）：1156-1166.

78. Samuel S, Goswami D, Shum K, et al. A model of mild hypoglycemia. Curr Med Res Opin, 2015, 31（4）：633-641.

79. Shuyu Ng C, Toh MP, Ko Y, et al. Direct medical cost of type 2 diabetes in singapore. PLoS One, 2015, 10（3）：e0122795.

80. Ward A, Alvarez P, Vo L, et al. Direct medical costs of complications of diabetes in the United States：estimates for event-year and annual state costs (USD

中国医学临床百家

2012）. J Med Econ, 2014, 17 (3)：176-183.

81. Zhao Y, Shi Q, Wang Y, et al. Economic burden of hypoglycemia：Utilization of emergency department and outpatient services in the United States (2005-2009). J Med Econ, 2016, 19 (9)：852-857.

82. Zhuo X, Zhang P, Barker L, et al. The lifetime cost of diabetes and its implications for diabetes prevention. Diabetes Care, 2014, 37 (9)：2557-2564.

低血糖风险最小化是糖尿病综合管理的首要目标之一

　　既往大量证据已证明，糖尿病血糖的严格控制可预防微血管并发症的发生和发展，但 ACCORD、VADT、UKPDS 以及 ADVANCE 研究最终均未发现强化降糖治疗能带来任何明确的大血管获益。事实上，ACCORD 研究甚至还提示强化治疗或有可能增加患者的死亡风险。然而，当对 ACCORD、VADT、UKPDS 研究进行扩展随访时，一致发现更严格的血糖控制将有助于降低非致命性心血管事件发生的风险。例如，VADT 研究结束后，在将近 10 年的随访期间，最初强化降糖治疗组心血管事件发生风险下降了 17%。在基线危险因素和 HbA1c 水平不同的受试者中均观察到了相似的获益。同时，其他多项观察性研究的扩展研究还发现了另外一个相似的结果，也就是强化降糖治疗不能降低患者的病死率。而且，这些研究结果也与多项 Meta 分析研究结果相一致。

然而，因严格控制血糖而产生的低血糖（特别是使用磺脲类、格列奈类、胰岛素）将给患者带来诸多危害，甚至严重低血糖的发生是致死性的。

由此可见，并不是所有糖尿病患者都能从严格降糖治疗中获益。近期，美国的一项大型临床回顾性分析显示，20%以上的2型糖尿病患者是不必接受强化降糖治疗的；在年龄＞75岁、有痴呆或终末期肾病或有3个以上严重慢性疾病的患者中实施强化降糖，其发生严重低血糖的风险比常规降糖治疗组增加了接近2倍。

另一项美国老年人群的研究显示，在1999—2011年，因高血糖住院的概率减少55%，而因低血糖住院的概率仅减少9%，结果提示严格血糖控制的获益与风险应该仔细平衡，特别是老年人，应考虑降糖的风险。当前指南建议，应依据患者并发症和低血糖风险，制定个体化的血糖控制目标来指导临床诊疗。目前，国内外糖尿病指南都强调以患者为中心的个体化降糖治疗，指出最小化低血糖风险是当前糖尿病综合管理的首要目标之一。目前国际低血糖研究组推荐的最小化低血糖管理包括以下几个方面：

使用磺脲类、格列奈类或胰岛素的糖尿病患者应进行：①低血糖知识教育。②治疗自我血糖监测血糖≤3.9mmol/L的患者，以免进展为临床医源性低血糖。③规律询问患者有无低血糖发生，包括在发生时的血糖水平，如果患者症状在血糖水平

< 3.0mmol/L 时发生，应该视为很危险。

当低血糖已经变成患者的一个问题时：①应该考虑每个传统危险因素，提示患者低血糖反向调节的缺乏。②如有可能，应该避免磺脲类和格列奈类的使用，如果需要使用胰岛素时，应使用胰岛素类似物，并有选择地使用持续皮下胰岛素输注（continuous subcutaneous insulin infusion，CSII）、动态血糖监测（continuous glucose monitoring，CGM）和 CSII+CGM 技术。③应该提供结构式患者教育，在有低血糖意识损伤的患者中开具短期且避免低血糖的处方。④寻找最低的 HbA1c 水平，旨在既不会导致严重低血糖，又能保持对非严重性低血糖（在可接受次数内）的警惕，以达到预期中的血糖控制效果。

随着对低血糖的深入了解及循证证据的不断增加和丰富，权威指南对低血糖管理的推荐近几年在不断更新和补充。2016 年 ADA 指南关于低血糖管理的内容较 2012 前有所增添。2016 年 ADA 指南中提到，低血糖是 1 型糖尿病和用胰岛素治疗的 2 型糖尿病血糖管理的主要限制因素。轻度低血糖可能会困扰和"吓坏"糖尿病患者。

严重低血糖（被定义为要求别人帮助的低血糖）以认知功能受损为特点，可能会进展到意识丧失、癫痫、昏迷或死亡。严重低血糖可引起糖尿病患者的急性伤害，特别是引起跌倒、机动车事故等。一项大型队列研究提示，在大多数老年 2 型糖尿病患者中，严重低血糖史与痴呆高度相关；同时，在 ACCORD 的亚组研究中，基线水平的认知受损或认知功能减低与患者随后的严重低血糖发生显著相关。来自 ACCORD 研究的证据显示，在强化降糖组和常规降糖组中，严重低血糖都与病死率有关，但分析认为低血糖与强化治疗没有直接关系，病死率的增加可能与血糖降低的幅度过大、降糖速度过快以及使用降糖药物的不良反应等有关。

同样，强化治疗与病死率的关系在 ADVANCE 研究中也有所体现。自行报告的严重低血糖与 5 年病死率的关系在临床实践中也有研究报道。青少年 1 型糖尿病患者和老年人由于认识低血糖症状及低血糖发生时与他人有效交流的能力弱故值得特别关注。个体化的患者教育、饮食干预（如设床旁小吃，防止夜间低血糖）、运动管理、药物调整、血糖监测和规律的临床监督可能改善患者的结局。关于低血糖治疗，指南要求进食含葡萄糖或含糖类的食物。对于急性低血糖反应，含葡萄糖的食物比含糖类的食物更好。给予纯葡萄糖是完美的治疗，但是任何形式的含葡萄糖的糖类都可以升高血糖。增加脂肪摄入可能会延迟并延长急性低血糖反应。低血糖恢复后，持续使用胰岛素和促胰岛素分泌剂可能导致反复发生低血糖，除非进一步增加进食量。该指南提到，低血糖预防是糖尿病管理的关键部分，自我血糖监测（self-monitoring of blood glucose，SMBG）、CGM 是评估治疗和发现低血糖的基本工具。患者应该懂得低血糖在什么情况下会增加，如因试验而空腹时、高强度运动期间和运动后、睡觉时。低血糖可能增加患者自己或对其他人的伤害风险，如开车时。指南指出，教育糖尿病患者平衡胰岛素的使用和糖类摄入及运动是必要的。但是这些策略总是不足以预防低血糖。

在 1 型糖尿病和严重胰岛素缺乏的 2 型糖尿病患者中，低血糖无感知（或低血糖相关自主神经衰竭）能严重地危害患者的血糖控制和生活质量。被低血糖引起的这种综合征是以缺乏葡萄糖反向调节激素释放（特别是老年人）和自主神经反应减弱为特征的。即便只是避免低血糖几周时间，就可在一定程度上改善许多患者的反向调节和无感知。因此指南指出，有 1 次或多次严重低血糖发生的患者可以从短期放宽血糖靶目标中获益。

2016 年，ADA 指南对低血糖管理的具体推荐如下：①有低血糖风险的患者在每次随访时应该询问症状性和无症状性低血糖（表 2 C）。②清醒的低血糖患者，虽可选用任何形式的含有葡萄糖的糖类，但葡萄糖（15 ～ 20g）是治疗首选。如果 15 分钟后 SMBG 依然为低血糖，应该重复上述治疗。SMBG 血糖正常后，患者应进餐或食小吃，以预防低血糖复发（表 2 E）。③所有具有明显严重低血糖风险的患者应给予胰高血糖素的处方，指导照护者或家人如何使用胰高血糖素。胰高血糖素的给药不限于医护专业人员（表 2 E）。④对于无症状低血糖或出现过 1 次或以上严重低血糖的糖尿病患者，应该重新评估其治疗方案（表 2 E）。⑤使用胰岛素治疗的患者如有无感知低血糖或严重低血糖发作，建议放宽血糖控制目标，严格避免近几周内再次发生低血糖，以部分逆转无症状性低血糖，并减少以后发生低血糖的风险（表2A）。
⑥如发现患者认知功能较低和（或）认知功能下降，建议持续
评估其认知功能，临床医生、患者和看护者应高度警惕低血糖
（表2B）。

表2　临床证据描述

证据级别	描述
A	从高质量的和具有广泛代表性的随机对照试验中获得的明确证据，包括： ●从高质量的多中心试验中获得的证据 ●从有质量评价分级的Meta分析得到的证据 令人信服的非实验性证据，如由牛津大学循证医学中心制定的"全或无"定律 从高质量的随机对照试验中获得的支持性证据，包括： ●在多个研究中心进行的高质量的试验证据 ●从有质量评价分级的Meta分析得到的证据
B	从高质量的队列研究中获得的支持性证据 ●从高质量的前瞻性队列研究获得的证据 ●从高质量的针对队列研究进行的Meta分析得到的证据 从高质量的病例对照研究获得的支持性证据
C	从对照性较差或非对照性研究中获得的支持性证据 ●来自在方法学上有可能影响试验结果的有1个或1个以上的重要缺陷或有3个或3个以上小缺点的随机试验 ●来自很可能有潜在偏倚的观察性研究（如将既往的病例作为对照的病例分析） ●来自病例分析或病例报道具的证据 从有矛盾的证据中经权衡后得到的证据
E	专家共识或临床经验

总之，糖尿病患者血糖管理的目标是随患者的年龄、认知功

能、并发症及预期寿命等而变化的，避免低血糖的发生是非常重要的，因为低血糖可以导致患者发生瀑布式事件，甚至生活质量受损。

目前认为，实施最小化低血糖管理可以改变糖尿病患者低血糖的风险。

参考文献

1.McCoy RG, Lipska KJ, Yao X, et al. Intensive Treatment and Severe Hypoglycemia Among Adults With Type 2 Diabetes. JAMA Intern Med, 2016, 176 (7): 969-978.

2.de Zoysa N, Rogers H, Stadler M, et al. A psychoeducational program to restore hypoglycemia awareness: the DAFNE-HART pilot study. Diabetes Care, 2014, 37 (3): 863-866.

3.Elliott J, Jacques RM, Kruger J, et al. Substantial reductions in the number of diabetic ketoacidosis and severe hypoglycaemia episodes requiring emergency treatment lead to reduced costs after structured education in adults with Type 1 diabetes. Diabet Med, 2014, 31 (7): 847-853.

4.Inzucchi SE, Bergenstal RM, Buse JB, et al. Management of hyperglycaemia in type 2 diabetes, 2015: a patient-centred approach. Update to a position statement of the American Diabetes Association and the European Association for the Study of Diabetes.Diabetologia, 2015, 58 (3): 429-442.

5.Leelarathna L, Little SA, Walkinshaw E, et al. Restoration of self-awareness of hypoglycemia in adults with long-standing type 1 diabetes: hyperinsulinemic-hypoglycemic clamp substudy results from the HypoCOMPaSS trial. Diabetes Care, 2013, 36 (12): 4063-4070.

6.Lipska KJ, Ross JS, Wang Y, et al. National trends in US hospital admissions for hyperglycemia and hypoglycemia among Medicare beneficiaries, 1999 to 2011. JAMA Intern Med, 2014, 174 (7): 1116-1124.

7. Little SA, Leelarathna L, Walkinshaw E, et al. Response to comment on Little et al. Recovery of hypoglycemia awareness in long-standing type 1 diabetes: a multicenter 2 × 2 factorial randomized controlled trial comparing insulin pump with multiple daily injections and continuous with conventional glucose self-monitoring (HypoCOMPaSS). Diabetes Care 2014; 37: 2114-2122. Diabetes Care, 2014, 37 (12): e272-273.

8.Vallis M, Jones A, Pouwer F. Managing hypoglycemia in diabetes may be more fear management than glucose management: a practical guide for diabetes care providers. Curr Diabetes Rev, 2014, 10 (6): 364-370.

9.Sircar M, Bhatia A, Munshi M. Review of Hypoglycemia in the Older Adult: Clinical Implications and Management. Can J Diabetes, 2016, 40 (1): 66-72.

10. Martyn-Nemeth P, Schwarz Farabi S, Mihailescu D, et al.Fear of hypoglycemia in adults with type 1 diabetes: impact of therapeutic advances and strategies for prevention-a review. J Diabetes Complications, 2016, 30 (1): 167-177.

11.Weinstock RS, DuBose SN, Bergenstal RM, et al. Risk Factors Associated With Severe Hypoglycemia in Older Adults With Type 1 Diabetes. Diabetes Care, 2016, 39 (4): 603-610.

糖尿病患者低血糖的预防仍面临严重挑战

　　强化血糖控制可有效减少糖尿病患者远期的微血管并发症，在某种情况下可减少大血管并发症。然而越是努力降糖，低血糖的发生率就越高，由于低血糖与生活质量的恶化、心血管事件和死亡的风险增高密切相关，所以临床内分泌医生总是在权衡强化降糖和低血糖风险的利弊，以最大限度地减少患者的损害和死亡。

　　在临床工作中，大多数低血糖是轻微的，患者自己就能处理，而需要别人帮助的严重低血糖在临床上较少见。但也有一些严重低血糖需要急诊甚至住院处理，故由此带来的经济负担是巨大的。尽管现在对低血糖的原因和结局已有了深入的理解和认识，但是糖尿病患者低血糖的预防仍面临严重挑战。Zacchardi 等对英国近 10 年（2005—2014 年）因低血糖而住院的趋势及低血糖对糖尿病患者住院时间和病死率的影响进行了报道。

结果显示，低血糖住院率增加了 49%（从 2005 年的 7868 例增加到 2010 年的 11 756 例），随后有轻度下降（2014 年的 10 977 例），但相对基线仍然增加了 39%。在校正了潜在的危险因素后（包括年龄、性别、民族、贫困指数和 Charlson 疾病评分），显示 2014 年的低血糖总住院率是 2005 年的 1.53 倍（RR=1.53，95% CI：1.29 ～ 1.81）（图 8）。

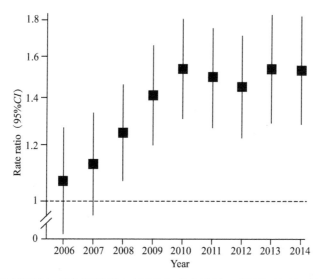

注：与 2005 年（基准年，黑色虚线标注）相比的相对风险指数，是调整了年龄、性别、种族、剥夺指数、查尔森并发症指数等混杂因素后得出

图 8 英国 2005—2014 年糖尿病低血糖住院患者的校正率比

在美国也有相似趋势的报道。Zaccardi 等在研究中发现的另一项重要结果显示：60 岁及以上成年患者的低血糖发生率较高（72% 的住院发生于研究期间）。而在一项欧洲研究显示：年龄在

80 岁及以上的 2 型糖尿病患者，其近 1/5 的急诊入院是由于低血糖。

因此，目前比较清楚的是，仅将 HbA1c 作为治疗成功的标准并不合适，甚至弊大于利。仅达到 HbA1c 目标值可能并不能降低低血糖风险，尤其是老年人和高危人群，所以除了对接受胰岛素、格列奈类与磺脲类药物治疗的患者进行结构式教育，个体化确定 HbA1c 目标将是解决低血糖问题的方法之一，这有助于合理目标值的制定及避免过度治疗。

目前，低血糖的数据可能不够准确、可靠，毕竟低血糖严重程度存在差别，也并非所有患者在低血糖发作时都有症状或能够急诊就医，许多低血糖的发生是通过患者自我报告获得的。所以，通过进一步的前瞻性研究来确定不同年龄段人群低血糖发生的关键因素、导致住院的因素是非常必要的，调查低血糖事件发生后哪些因素可以改善临床结局，及时收集该随诊数据同样重要。总之，低血糖的预防任重而道远，需要临床医生继续不断努力。

参考文献

1. International Hypoglycaemia Study Group. Minimizing Hypoglycemia in Diabetes. Diabetes Care，2015，38（8）：1583-1591.

2. Zaccardi F，Davies MJ，Dhalwani NN，et al. Trends in hospital admissions for hypoglycaemia in England：a retrospective，observational study. Lancet Diabetes Endocrinol，2016，4（8）8：677-685.

糖尿病低血糖经典病例分析

13. 病例 1：口服药联合使用，机制互补，有效降低血糖，减少低血糖风险

男，65 岁，患 2 型糖尿病 3 年，反复心慌、乏力 1 周后就诊。患者 6 年前体检发现空腹血糖（FBG）7.3mmol/L，行 OGTT 后确诊为 2 型糖尿病，给予饮食控制、运动指导、格华止 850mg 每天 2 次口服控制血糖，间断监测血糖。半年前因餐后血糖为 11 ～ 14mmol/L 加用诺和龙 1mg 每天 3 次控制餐后血糖，自述 FBG 控制在 7mmol/L 左右，HbA1c 为 6.8%，血糖控制较好。1 个月前患者自认为格华止已用 3 年，不愿再用，要求医生改药，医生即停用格华止给予亚莫利 2mg 每天 1 次，诺和龙继续使用。1 周前患者自测血糖，空腹指尖血糖为 8mmol/L 左右，自行将亚莫利增加为 4mg 每天 1 次，次日后即出现心慌、乏力，特别是在餐前和晚餐后散步时，血糖为 3 ～ 4mmol/L，进食甜食后症状缓解。

【门诊查体】神志清楚，血压为 135/88mmHg，脉搏为 75 次/分，体重指数（MBI）为 23.2 kg/m²，余查体无异常。

【化验】肝肾功结果正常，空腹血糖（FBG）为 8.3 mmol/L，HbA1c 6.5%。

【诊断】2 型糖尿病，低血糖。

【治疗】对该患者进行糖尿病知识教育，停用亚莫利，给予格华止 850mg 每天 2 次和诺和龙 1mg 每天 3 次治疗。3 个月后患者门诊复诊，HbA1c 为 6.7%，未再发生低血糖。

【病例点评】本病例低血糖考虑是两种促泌剂联合使用所致。目前国内外糖尿病血糖管理指南均提到，在饮食和运动基础上一种口服降糖药使用 3 个月后血糖仍不达标，可加用另一种作用机制不同的口服药进行联合治疗以促进血糖达标。联合治疗的理念基于：①糖尿病的发病机制是多重病理缺陷。包括：胰岛素抵抗；胰岛 β 细胞功能受损，肝糖生成增加；游离脂肪酸（FFA）增加；肠促胰素（GLP-1）作用减弱；α 细胞分泌胰高糖素增多；肾葡萄糖吸收增加；下丘脑对血糖的调控紊乱。目前一种口服药物只能靶向 1 种或 2 种病理缺陷，而不能覆盖所有病理缺陷。②一种口服药物的量效作用是有限的，达到最大剂量后再增加剂量，不但不能继续增加药效，反而会增加药物不良反应的风险。因此联合治疗既能多靶点作用多个病理缺陷，达到机制互补，强效降糖，又能避免一种口服药控制不达标而进一步增加剂量带来的不良反应。故本病例两种促泌剂（诺和龙和亚莫利）联合治疗不但没有达到机制互补原则，反而加大了促泌剂不良反应，特别是低血糖风险，临床上应避免。由于格华止与诺和龙是两种不同作用机制的口服降糖药，格华止抑制肝糖的输出，而诺和龙是非磺脲类促泌剂，两种药物联合使用，机制互补，可以有效地降低血糖，又减少了低血糖风险。

14. 病例2：符合生理性胰岛素分泌模式的外源性胰岛素治疗方案，可有效降低1型糖尿病患者低血糖的发生

男，15岁，患1型糖尿病1年，因反复心慌、出汗1个月后就诊。患者1年前因口渴、多尿、消瘦明显，空腹血糖为9mmol/L，餐后血糖为15mmol/L，胰岛素水平低平（胰岛素释放试验显示胰岛素均低于2.0μU/mL），诊为1型糖尿病。在控制饮食＋运动的基础上给予长效胰岛素（来得时）8u睡前、餐时胰岛素（诺和锐）8u三餐前治疗，根据血糖监测值自行调节胰岛素剂量，空腹血糖波动在6～9mmol/L，餐后指尖血糖波动在7～10mmol/L，偶有13⁺mmol/L。近半年因患者不愿每日4次皮下注射胰岛素，故请医生改为诺和锐30u，12～18u每天早晚2次餐前皮下注射，血糖波动大，空腹血糖为4～12mmol/L，餐后血糖为6～19mmol/L，1个月前因血糖控制不佳，当地医院在此基础上加用睡前来得时6～8u。根据空腹血糖调节来得时剂量。在此期间，患者多次出现睡前饥饿感、心慌、出汗，测指尖血糖最低

为 2.3mmol/L，进食后症状缓解。

【门诊查体】神志清楚，血压为 115/60mmHg，脉搏为 68 次 / 分，MBI 为 21.4 kg/m²，余查体无异常。

【化验】肝肾功、血脂结果正常，FBG 为 6.4mmol/L，HbA1c 为 7.9%。

【诊断】1 型糖尿病，低血糖。

【治疗】停用诺和锐 30，改为长效胰岛素（来得时）加三餐前诺和锐方案，起始剂量参考患者过去剂量给予，根据血糖监测调节胰岛素剂量，随访 1 年，HbA1c 为 6.8% ～ 7.2%，空腹血糖为 7mmol/L 左右，餐后血糖为 9mmol/L 左右，治疗满意，基本未再出现低血糖。

【病例点评】本病例低血糖考虑是在预混胰岛素类似物（诺和锐 30）基础上加用基础胰岛素类似物（来得时）所致。诺和锐 30 是由 70% 的精蛋白结合的结晶门冬胰岛素（中效胰岛素似物）和 30% 的门冬胰岛素（超短效胰岛素）混合的固定制剂，是可以同时提供餐时胰岛素控制餐后血糖和基础胰岛素控制空腹血糖的双相剂型。1 型糖尿病是内源性胰岛素分泌绝对缺乏引起的。使用外源性胰岛素治疗的原则是模拟生理性胰岛素分泌模式，糖尿病指南推荐基础胰岛素加三餐前短效或速效胰岛素方案。本例患者起初治疗使用每天 4 针基础胰岛素加餐时胰岛素方案是正确的，血糖控制较满意。但后来改为每天早、晚 2 次诺和锐 30 方案就不正确，该方案不能模拟生理性胰岛素分泌模式，首先其不能提供中餐的餐时胰岛素，其次诺和锐 30 是固定比例剂型，在剂量调节过程中，如果空腹血糖已达标，而晚餐餐后血糖仍高时，增加晚餐胰岛素剂量，可能导致空腹血糖过低；反之，满足空腹血糖达标，则餐后血糖控制不佳。因此，患者血糖控制较差，且1型糖尿病血糖脆性大，当时医生没有认真分析患者血糖控制不佳的原因，盲目地在每天2次诺和锐30基础上加用长效胰岛素，加大了基础胰岛素的补充，导致夜间出现低血糖的结局。

15. 病例3：对有认知功能障碍的血糖管理难度大的老年患者，应用低血糖风险较低的口服降糖药控制血糖

女，87岁，有老年痴呆症10年，无糖尿病史。4个月前家属发现患者消瘦，小便次数明显增多未重视，3个月前因出现神志模糊1天而送急诊；当时查体：嗜睡、口舌明显干燥，随机血糖为30mmol/L，HbA1c为11.5%，尿酮3+；血气分析：pH 7.0、HCO_3^- 13mmol/L、血钾为3.0mmol/L、血钠为134mmol/L。诊为2型糖尿病，酮症酸中毒。给予补液，小剂量胰岛素静脉输注，纠正电解质紊乱及对症处理后，病情逐渐缓解，血糖逐渐下降，神志清楚，酸中毒纠正，尿酮转阴。患者能规律进餐后改为皮下多点注射胰岛素，入院18天后病情好转出院。出院时空腹血糖为6～8mmol/L，餐后血糖为9～11mmol/L。出院时治疗方案为：每天皮下4针胰岛素注射（来得时12u，三餐前诺和锐12u）。1周前患者门诊就诊，家属诉近期患者常有手抖、出汗，因患者

有老年痴呆症不能表达内心感受，此时家人测指尖血糖有时低至 2.0mmol/L，患者反应差，立即给予喂食糖水后症状有好转。

【门诊查体】神志清楚，不能正确回答简单问题，血压为 135/70mmHg，脉搏为 55 次 / 分，心律齐，余查体无异常。

【诊断】2 型糖尿病，低血糖，老年痴呆症。

【治疗】及时停用胰岛素，选用低血糖风险低的口服降糖药继续控制血糖，给予拜糖平 50mg 每天 3 次，格华止 850mg 每晚餐后服用，随访 3 个月监测血糖、空腹血糖波动在 7 ～ 8mmol/L，餐后血糖为 10mmol/L 左右，3 个月后复查 HbA1c 为 7.5%，未再发生低血糖。

【病例点评】本病例低血糖考虑为胰岛素过量所致。患者 2 型糖尿病病程不长，当时住院是因酮症酸中毒急诊抢救给予胰岛素治疗，病情稳定后给予每天基础＋餐时胰岛素方案出院。出院后大约 3 个月方案和剂量一直未变。而胰岛素强化后，当血糖下降、糖毒性解除后，患者胰岛功能可能有一定程度恢复，此时如不及时减少胰岛素剂量，低血糖风险较大。加之患者有老年痴呆，进食不规律，又未频繁监测血糖，发生低血糖时无法表达内心感受，若当时家人没有及时发现低血糖，后果相当危险。本病例的教训：对有认知功能障碍的老年患者，血糖管理难度大，无法规律进餐和规律监测血糖，长期注射胰岛素低血糖风险大，而低血糖发生又加重认知功能障碍，故血糖控制稳定后应及时停用胰岛素，特别是每天多次皮下注射，应改用低血糖风险较低的口服降糖药控制血糖，并且应放宽血糖控制目标。

出版者后记

Postscript

　　1 年时间，365 个日夜，300 位权威专家对每本书每个细节的精雕细琢，终于，我们怀着忐忑的心情迎来了《中国医学临床百家》丛书的出版。我们科学技术文献出版社自 1973 年成立即开始出版医学图书，40 余年来，医学图书的内容和出版形式都发生了很大变化，这些无一不与医学的发展和进步相关。

　　近几年，中国的临床医学有了很大的发展，在国际医学领域也开始崭露头角。以北京天坛医院牵头的 CHANCE 研究成果改写美国脑血管病二级预防指南为标志，中国一批临床专家的科研成果正在走向世界。但是，这些权威临床专家的科研成果多数首先发表在国外期刊上，之后才在国内期刊、会议中展现。如果出版专著，又为多人合著，专家个人的观点和成果精华被稀释。

　　为改变这种零落的展现方式，作为科技部所属的唯一一家出版机构，我们有责任为中国的临床医生提供一个系统展示临床研究成果的舞台。为此，我们策划出版了这套高端医学专著——《中国医学临床百家》丛书。"百家"既指临床各学科的权威专家，也取百家争鸣之义。

丛书中每一本书阐述一种疾病的最新研究成果及专家观点，按年度持续出版，强调医学知识的权威性和时效性，以期细致、连续、全面展示我国临床医学的发展历程。与其他医学专著相比，本丛书具有出版周期短、持续性强、主题突出、内容精练、阅读体验佳等特点。在图书出版的同时，同步通过万方数据库等互联网平台进入全国的医院，让各级临床医师和医学科研人员通过数据库检索到专家观点，并能迅速在临床实践中得以应用。

在与专家们沟通过程中，他们对丛书出版的高度认可给了我们坚定的信心。北京协和医院邱贵兴院士表示"这个项目是出版界的创新……项目持续开展下去，对促进中国临床学科的发展能起到很大作用"。北京大学第一医院霍勇教授认为"百家丛书很有意义"。复旦大学附属华山医院毛颖教授说"中国医学临床百家给了我们一个深度阐释和抒发观点的平台，我愿意将我的学术观点通过这个平台展示出来"。我们感谢这么多临床专家积极参与本丛书的写作，他们在深夜里的奋笔，感动着我们，鼓舞着我们，这是对本丛书的巨大支持，也是对我们出版工作的肯定，我们由衷地感谢！

在传统媒体与新兴媒体相融合的今天，打造好这套在互联网时代出版与传播的高端医学专著，为临床科研成果的快速转化服务，为中国临床医学的创新及临床医师诊疗水平的提升服务，我们一直在努力！

科学技术文献出版社